Hemolytic anemia of Childhood
─Clinical feature and Laboratory technology─

# 小児溶血性貧血の臨床と検査技術

著 渋谷 温 東京電機大学理工学部生命理工学系 客員教授

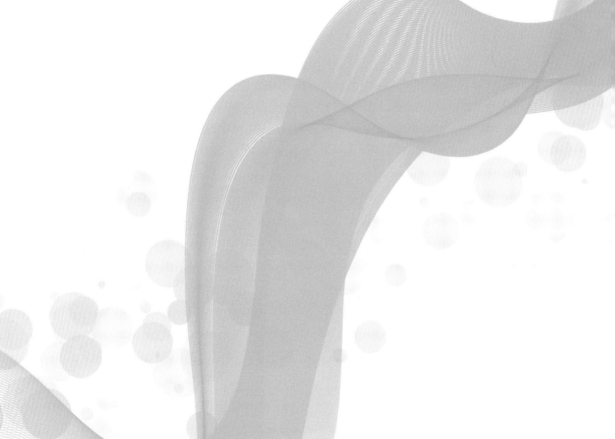

診断と治療社

# はじめに

　小児は胎生期，新生児期，幼少期，学童期，思春期と発達していくため，その時期特有の疾患があります．小児の疾患のなかでも，貧血には，各小児期に特徴的に発症するものがあります．特に遺伝性球状赤血球症などの先天性で遺伝学的要因の強い貧血は，ほとんどが出生時から幼少期に発症しています．

　本著は，貧血のなかでも溶血性貧血の診断と治療について，著者のこれまでの経験をもとにまとめたものです．診断は赤血球膜タンパク質の分析として sodium dodecyl sulfate polyacrylamide gel electrophoresis（SDS-PAGE）による生化学的手法を中心に，また，タンパクやペプチドは質量解析機器にて実際の実験操作法を詳しく記載しましたので，ご参考になれば幸いです．これらの分析機材は，小児溶血性貧血の診断技術の向上に寄与し，治療や病状など種々の新しい知見が得られています．

　最近では，溶血性貧血の治療にもモノクロナール抗体（遺伝子導入によるリコンビナント抗体での抗体医薬）を使用したり，さらには先天性の遺伝子変異を有するものに対して遺伝子編集技術が用いられている現状があります．これらの最新の治療の方向性について記述していますので，治療の参考になれば幸いです．

2019 年 12 月

東京電機大学理工学部生命理工学系 客員教授

渋谷　温

# 目　　次

小児溶血性貧血の臨床と検査技術

# ❏ 貧血の概念・赤血球造血と機能

赤血球は核をもたないため，細胞内の代謝はブドウ糖によって得られる少量のアデノシン三リン酸（adenosine triphosphate：ATP）によって行われている．ブドウ糖が枯渇すると赤血球は種々の原因で崩壊し貧血に至る．赤血球は骨髄で種々の細胞とともに産生される赤血球の幼若な細胞である赤芽球から成熟し，網状赤血球から成熟赤血球となり血流に入る．貧血は骨髄の赤芽球の産生が不良なものもあるが，溶血性貧血では骨髄中の幼若または成熟した赤芽球が増加している．これは流血中の赤血球自身が壊れたり，または貪食細胞に貪食などを受け，破壊・溶血するという現象が生じ，これを補うため赤血球造血が盛んになるからである．

ただし巨赤芽球性貧血では赤血球造血に必要なビタミン $B_{12}$ や葉酸が不足するため，核の成熟が遅れ，細胞質のみ成熟し不均等な少数の大型の赤芽球が出現する成熟障害による無効造血をきたし，このことで貧血になる．

これまでの研究から，赤血球の寿命は健常人では120日程度とされるが，溶血性貧血では80日前後と短縮している．健常人の赤血球寿命は血中標識ヘモグロビンの放射活性を経日的に追跡する方法がとられていた．これは $C^{14}$ 標識グリシンをラベルした赤血球を観察し，120日ごろより急に低下することがわかった．

赤血球は赤芽球から赤血球へと成熟する過程でミトコンドリアや ribosome という細胞内小器官を失い，解糖系のみでブドウ糖を消費して ATP を産生し，鉄を2価イオンの状態で維持し ATP 依存性の Na-K ポンプを働かせ，膜のタンパク質や脂質の変化を防ぐことにより，約4か月間流血中に存在する．

## 1）赤血球の機能と貧血の症状

貧血とは，ヒトの血液循環中の赤血球数の減少，あるいは，赤血球中の赤い色素を有し酸素を運ぶヘモグロビンが減少している状態で，ヘモグロビンは肺で受け取った酸素を結合し，体のすみずみまで運ぶ．したがってこのうちどちらかでも減少していれば，顔色が悪い，活動性に乏しい，頭痛がする，めまいがある，倦怠感がある，子どもの場合には注意力欠如，情緒不安定，学習障害などが出現する．貧血が高度になると，循環系に負荷がかかり心不全状態となり，赤血球の輸血が必要となる場合もある．ほかに目立った症状として，眼瞼結膜の黄染，出血症状（下血や皮膚の出血斑）や臓器腫大（肝臓，脾臓など）などの合併の有無を観察し，貧血の原因疾患を追求する．赤血球は血液細胞の1つであることから，どのように産生されてくるのか，その成り立ちや成熟過程を知ることが必要となる．赤血球の成熟過程での障害による貧血の種類や治療の最前線について述べる．

## 2）流体力学からみた溶血機序

血液流体力学（blood rheology）から血管内溶血の機序が説明できる．

血液流体力学では，血液成分としての血漿のみの血流をみているため，ニュートン流体では溶血性貧血の赤血球の血管内溶血は説明できない．全血液中では種々の細胞（赤血球，白血球，血小板）や血漿タンパクの濃度の変化などを伴う，いわゆる非ニュートン流体の状態であることから，血流の粘稠性も高く，溶血性貧血の赤血球はこれらの影響で血管内で溶血する．非ニュートン流体では血流に逆らい血球の形態を維持するのに必要な，"ずり応力 sheal stress" と呼ばれるものが必要となる．血漿などのニュートン流体はずり速度とずり応力は直線関係であるが，非ニュートン流体の血流では種々の細胞が混じり複雑になっているため直線的にはならないので，速度が遅く，応力が低くても溶血しやすくなる．

さらには，血流は静脈系と動脈系で異なる．静脈系では非ニュートン流体，動脈系ではニュートン流体であるため血流速度は速い．また，全血での粘稠度は，ヘマトクリット，フィブリノーゲン，血漿タンパク，白血球，温度が関与する非ニュートン流体であるので，流速，赤血球内粘度，赤血球形態，血管系に影響を与えている．これらのことから，毛細

血管を流れている赤血球は非ニュートン流体中で正常を保つには，赤血球変形能が必要で，それを規定するのは赤血球膜の粘性，可塑性，細胞の表面積と容積の比，それにヘモグロビンの粘稠度が密に関連しているとされる．

一方，赤血球の変形能は流血中にみられ変形することがあり，その動態をみると，正常な赤血球は動脈系では毛細血管を通るときはパラシュート状あるいは雨傘状の形態となり，圧勾配に適応するという変形能を有している．これは先の赤血球の変形能（deformability）と呼ばれるものであるが，溶血性貧血の赤血球では，これらの変形能が不良となり血管内では特に静脈系での溶血が出現しやすくなる．

### 3）赤血球造血

ヒトの赤血球の出現は，妊娠3週に胎児への栄養供給の場である卵黄嚢（yolk sac）の血島（blood islands）で開始され，大型赤血球が出現する中胚葉造血といわれ，一過性のもので成人（成体型）のものとは異なり，妊娠6〜8週まで続き10週には消失する．成体型の細胞の起源は，胎児の大動脈，性腺，中腎（aorta gonad-mesonophros：AGM）領域あるいは傍大動脈臓側中胚葉（para aortic splanchnopleural mesoderm：PAS）領域に発生した後に，肝臓での造血に移行し，肝内類洞に小型赤血球が出現し，妊娠20週ころからは骨髄中の静脈洞外側の細網組織間質で造血が行われ，成熟した血球は静脈洞からの血流に流出する．

これら赤血球の初期の細胞は，ES細胞（embryonic stem cell）として1981年にマウスの受精卵の胚の内部細胞塊から，その後1998年にヒトでも受精卵からとり出された全能性の幹細胞から由来した赤芽球前駆細胞で，体外に取り出されたこれらの細胞は，種々の刺激因子や支持細胞を加えて培養すると，血液細胞，心筋細胞，神経細胞などに分化することが報告された．

この最終過程で生じた成熟赤血球の中は，ヘモグロビンで満たされ，赤血球1 mLの中に約50億個も存在する．赤血球は赤血球内の種々の酵素の働きにより，ブドウ糖代謝過程で生じるATPをエネル

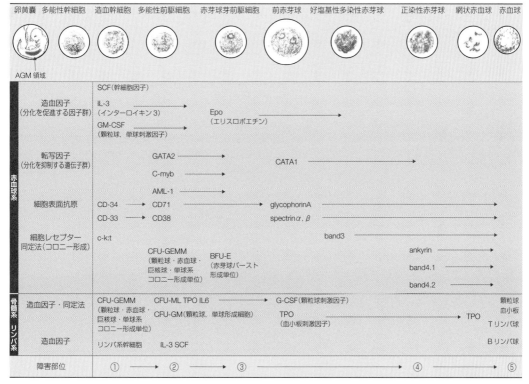

図1 赤血球の分化・成熟

〔渋谷　温：総論 - 進歩する子どもの貧血の診断と治療．チャイルドヘルス　2012；15：384-388〕

ギー源として生存維持し，循環血液中での寿命は約120日とされている．これらの酵素に欠陥があると血管内溶血や脾臓内での破壊，捕捉され赤血球の寿命は短縮する．また赤血球の膜に欠陥がある赤血球膜異常症も，脾臓内で破壊，捕捉され赤血球寿命は短縮する．赤血球の成熟過程には**図1**[1]に示すように種々の刺激因子(幹細胞因子(stpm cell factor：SCF)，エリスロポエチン(Erythropoietin：EPO)など)，制御因子(GATA1，GATA2など)が働き，また膜抗原(幹細胞はCD34，赤芽球ではCD38，CD71さらにグリコホリン(glycophorin)，スペクトリン(spectrin)，アンキリン(ankyrin)，band3などの末梢性タンパク，構造タンパクなど)が発現する．

さらに赤血球の前駆細胞の時期に保有していた核やミトコンドリアなどの細胞小器官は，成熟赤血球の時期には消失し，オートファジーという自己のタンパク質を処理する機構が関与していることが知られている．赤芽球の基となる多能性前駆細胞は顆粒球・赤血球・巨核球・単球系コロニー形成単位(colony-forming unit-gronulocyte, erythroid, megakaryocyte, monocyte：CFU-GEMM)コロニーとして，また赤芽球前駆細胞は赤芽球バースト形成単位(burst-forming unit-erythroid：BFU-E)や赤血球系コロニー形成単位(colony-forming unit-erythroid：CFU-E)などのコロニーとして，体外に取り出し培養することにより同定される．

□ 文 献 ─────────
1) 渋谷　温：総論 - 進歩する子どもの貧血の診断と治療．チャイルドヘルス　2012；15：384-388

# 第Ⅰ章
# 貧血の分類と診断

# 1 貧血の分類

貧血の分類と診断は，赤血球数，ヘモグロビン値，ヘマトクリット値や赤血球指数（MCV，MCH，MCHCなど赤血球1個あたりの大きさ，含有しているヘモグロビンの濃さなど）などの一般血液検査で行う．WHOの貧血基準では，生後6か月〜6歳，5〜14歳の小児のヘモグロビン値はそれぞれ11 g/dL以下，12 g/dL以下としている．そのほか，網赤血球の算定，血清ビリルビン値，血清LDH値，血清鉄，ハプトグロビン値などが貧血の鑑別に利用される（**表1**）[1]．さらに骨髄穿刺による各種の幼若，成熟細胞形態の観察や各種細胞染色や，確定診断のための特殊検査を行う．

## 📖 文　献

1) Iron Deficiency Anaemia Assessment,Prevention,and Control A guide for programme managers.World Health Organization,2001 [https://www.who.int/nutrition/publications/en/ida_assessment_prevention_control.pdf]

## a 小児期の貧血の特徴

小児期の貧血は好発する時期により特徴がある．

### ▶新生児期（生後28日まで）

母子間の血液型不適合による免疫性溶血性貧血や，遺伝的要素が強い赤血球自体の欠損として，赤血球膜異常（遺伝性球状赤血球症（hereditary spherocytosis：HS）），赤血球酵素異常症，ヘモグロビン異常症，異常ヘモグロビン症やサラセミア（thalassemia）症など幹細胞レベルでのDNA塩基配列異常がある先天性溶血性貧血がみられる．これらは電気泳動やDNA分析等の特殊検査により診断がなされる．未熟児貧血は生後早期から貧血症状がみられる．骨髄不全症は骨髄での造血能が障害される貧血で，p.3の**図1**の造血の発生，分化初期の造血幹細胞レベルでの障害で，この中では先天性骨髄不全症として，Fanconi貧血（fanconi anemia），先天性角化異常症　Schwachman-Diamond症候群，また赤血球

### 表1　末梢血液での基準値（WHO/UNICEF/UNU）

| 年齢 | | ヘモグロビン(Hb) (g/dL) | ヘマトクリット(Ht) (%) |
|---|---|---|---|
| 6〜59か月 | | 11.0以下 | 33.0以下 |
| 5〜11歳 | | 11.5以下 | 34.0以下 |
| 12〜14歳 | | 12.0以下 | 36.0以下 |
| 15歳以上 | 非妊娠 | 12.0以下 | 36.0以下 |
| | 妊娠 | 11.0以下 | 33.0以下 |
| | 男性 | 13.0以下 | 39.0以下 |

〔Iron Deficiency Anaemia Assessment,Prevention,and Control A guide for programme managers.World Health Organization,2001 より改変 [https://www.who.int/nutrition/publications/en/ida_assessment_prevention_control.pdf]〕

系のみの障害のDiamond-Blackfan貧血（Diamond-Blackfan anemia）などがある．まれなものには先天性鉄芽球性貧血やPearson症候群があり，これはミトコンドリア内でのヘム（ポルフィリンに鉄が結合したもので，さらにグロビンが結合してヘモグロビンとなる）合成障害による．

### ▶乳幼児期

鉄欠乏性貧血がよくみられる．鉄は赤芽球レベルの細胞で取り込まれ，鉄が不足すると赤芽球細胞質の成熟障害で小型赤血球となる．また巨赤芽球性貧血は小児ではまれで，赤芽球の核DNA合成に必要なビタミン$B_{12}$や葉酸が不足することによる．これも赤芽球レベルでのDNA合成障害から核成熟障害をきたし，幼若な核と過成熟した大型の細胞質を有する赤血球となる．また新生児期から移行してみられる再生不良性貧血の中で特発性のものは，造血幹細胞を抑制するTリンパ球の存在があり免疫系の異常が関与するとされている．また白血球系のがんである白血病による貧血もみられる[2]．

### ▶学童，思春期

女子に鉄欠乏性貧血が多くみられるようになる．再生不良性貧血や白血病に伴う貧血も引き続き出現する．成熟赤血球の崩壊である溶血性貧血では，IgG抗体が関与する温式自己免疫性溶血性貧血や，

| 原因分類 \ 形態分類 | | 正球性，正色素性 | 小球性，低色素性 | 大球性，高色素性 | 治療 |
|---|---|---|---|---|---|
| 赤血球の産生障害 | 骨髄機能不全による | 骨髄不全症<br>（先天性，特発性再生不良性貧血） | | | 骨髄移植<br>（臍帯血も）<br>造血因子<br>（G-CSF，Epo） |
| | 異常細胞の浸潤 | 白血病や各種腫瘍（がん）の骨髄転移など | | | 原因疾患の治療<br>輸血<br>（赤血球，血小板） |
| | 二次的な骨髄機能抑制 | 甲状線疾患，肝疾患，慢性感染症，慢性腎不全 | | | 原因疾患の治療<br>輸血，Epo など |
| 赤血球の成熟障害 | 赤芽球の核成熟障害 | | | 巨赤芽球性貧血<br>$B_{12}$ 欠乏症<br>葉酸欠乏症 | 欠乏因子の補充<br>（$B_{12}$ や葉酸） |
| | 赤芽球の細胞質の成熟障害 | | 鉄欠乏性貧血<br>鉄芽球性貧血 | | 鉄剤の投与 |
| 赤血球の崩壊 | 抗体付着 | 自己免疫性溶血性貧血 | | | ステロイド薬<br>抗 CD20，脾臓摘出 |
| | 赤血球膜異常症 | 発作性夜間<br>ヘモグロビン尿症 | 遺伝性球状赤血球症 | | エクリスマブ<br>脾臓摘出など |
| | 赤血球酵素異常症 | G6PD 欠損症，PK 欠損症 | | | 重症例では骨髄移植 |
| | ヘモグロビン異常症 | ヘモグロビン異常症 | | | |
| | サラセミア症 | | $\alpha$，$\beta$ サラセミア | | 輸血の鉄の蓄積には除鉄剤 |

表 2　貧血の原因分類と形態分類による貧血の種類
〔渋谷　温：総論 - 進歩する子どもの貧血の診断と治療．チャイルドヘルス 2012；15：384-437〕

発作性寒冷ヘモグロビン尿症などの感染に伴う溶血性貧血や，病原性大腸菌などによる溶血性尿毒症性症候群もみられる．

□ 文　献
1) 渋谷 温：総論．進歩する子どもの貧血の診断と治療．チャイルドヘルス 2012；15：384 ～ 388
2) Pizzo PA：The Pancytopenia. Nelson Textbook of Peadiotrics, 15th ed, 1996：1412

## b 貧血の分類

表 2[1] に示したように原因分類と形態分類を組み合わせて貧血の分類がなされる．原因別に分類した場合は骨髄での赤血球造血障害による再生不良性貧血，骨髄不全症，白血病や悪性腫瘍に伴う貧血，内分泌疾患による貧血など，さらには造血幹細胞レベルでの膜タンパク質の異常が原因とされる赤血球の補体への感受性が強く溶血する貧血として，発作性夜間ヘモグロビン尿症がある．これらは形態分類に

よれば正球性正色素性貧血で，ただし巨赤芽球性貧血では，DNA 合成障害がみとめられ，大型赤血球を伴う赤血球数の減少がみられるため，MCV は上昇し大球性貧血となる．一方鉄欠乏性貧血や $\beta$ サラセミアや遺伝性球状赤血球症では小型赤血球が多くなるため，MCV は小さく小球性貧血となる．MCHC は鉄欠乏性貧血では低下し低色素性貧血となるが，サラセミア症や遺伝性球状赤血球症では MCHC は正常か高くなるため正色素性か軽度高色素性貧血となる（表 3）[2]．

表 3　恒数基準による貧血の形態分類

| | MCV(fL) | MCHC(%) |
|---|---|---|
| 正球性・正色素性貧血 | 80 ～ 100 | 32 ～ 36 |
| 小球性・正色素性貧血 | 60 ～ 80 | 32 ～ 36 |
| 小球性・低色素性貧血 | 60 ～ 80 | 20 ～ 30 |
| 大球性・正色素性貧血 | 101 ～ 160 | 32 ～ 36 |

〔赤塚順一：小児貧血の分類と特徴．赤塚順一（編），NEW MOOK 小児科 小児貧血の臨床，金原出版，1992：1-9〕

## ▶赤血球恒数での基準

・平均赤血球容積（mean corpuscular volume：MCV）

ヘマトクリット（Ht）/ 赤血球数（RBC）＝ fL（82 ～ 92）正常値

・平均赤血球ヘモグロビン量（mean corpuscular he-moglobin：MCH）

ヘモグロビン（Hb）/ 赤血球（RBC）＝ pg（28 ～ 32）正常値

・平均赤血球ヘモグロビン濃度（mean corpuscular hemoglobin concentration：MCHC）

ヘモグロビン（Hb）/ ヘマトクリット（Ht）＝（％）（32 ～ 36）正常値

## 文　献

1）渋谷　温：総論 - 進歩する子どもの貧血の診断と治療．チャイルドヘルス 2012；15：384-388
2）赤塚順一：小児貧血の分類と特徴．赤塚順一（編），NEW MOOK 小児科 小児貧血の臨床，金原出版，1992；1-9

# 2 溶血性貧血の診断

## a 一般的貧血の指標(末梢血液像)

### 1)末梢血液・赤血球恒数での基準(表1)[1]

末梢血では貧血の存在として MCV は 82 fL 以下となり，また MCHC は 32% 以上となることが多い．つまり小球性で個々の赤血球は小型で球状となることがある．

網赤血球増加 3% 以上で，網赤血球指数では 3 以上

網赤血球指数
= (%)赤血球×(患者 Ht / 正常 Ht)/ 補正値

(この指数は，貧血の状態では赤血球は正常よりも未熟な段階で骨髄から末梢血に出現するので見かけの増加を補正するため)

Ht45% を基準値とし，例えば患児の Ht25%，網赤血球 20% とすると(補正値は，正常 Ht45% → 1.0，35% → 1.5，25% → 2.0，15% → 2.5% とする)，指数は 20×(25/45)/2.0 ≒ 5.6．

①溶血性貧血での遺伝性球状赤血球症(HS)では一般的に以下のことが多い．
・MCV が低下(82 fL 以下が多い)
・MCHC が正常～少数(32% 以下が多い)
・MCIIC が正常より低下(特に β サラセミア)など
ただし，遺伝性球状赤血球症では MCHC が正常より高いことも多い．

②鉄欠乏性貧血では MCV，MCHC が低下
③巨赤芽球性貧血では MCV が 100 fL 以上が多い
④ Mentzer index(MCV/RBC)で鑑別すると，小型赤血球が多い β サラセミアでは指数は 13 以下が多く診断に役立つ．鉄欠乏性貧血では 13 以上となる．

### 文　献

1) 赤塚順一：小児貧血の分類と特徴．赤塚順一(編).NEW MOOK 小児科 小児貧血の臨床,金原出版.1992；1-9

## b 溶血を示唆する末梢血液像 (Wright 染色，Giemsa 染色)(図1)

### ▶球状赤血球

遺伝性球状赤血球症(hereditary spherocytosis：HS)，サラセミア(thalassemia)症，自己免疫性溶血性貧血(autoimmune hemolytic anemia：AIHA)でみられる．健常人赤血球でみられる．中心淡明(central pallar)がある．円盤状(discocyte)とは異なり central pallar のない小型球状赤血球である．特に遺伝性球状赤血球症では赤血球膜の一部がかじられたようなもの(bite cell)もある．これは，遺伝性球状赤血球症の脾臓循環内に赤血球膜の一部がかじりとられ，小型球状化したものとされる(第Ⅱ章-1 を参照)．

### ▶楕円赤血球

遺伝性楕円赤血球症(hereditary elliptocytosis：HE)では 30% にみられる楕円型と卵円型がある．卵円型は 20 ～ 30% を占める．東南アジア卵形赤血球症(south asian ovalocytosis：SAO)がある(第Ⅱ章

表1　恒数基準による貧血の形態的分類

| | 正球性・正色素性貧血 | 小球性・正色素性貧血 | 小球性・低色素性貧血 | 大球性・正色素性貧血 |
|---|---|---|---|---|
| MCV(fL) | 80 ～ 100 | 60 ～ 80 | 60 ～ 80 | 101 ～ 160 |
| MCHC(%) | 32 ～ 36 | 32 ～ 36 | 20 ～ 30 | 32 ～ 36 |
| 主な貧血の種類 | 溶血性貧血(赤血球酵素異常症など) | 溶血性貧血(遺伝性球状赤血球症,サラセミアなど) | 鉄欠乏性貧血サラセミア鉄芽球性貧血 | 巨赤芽球性貧血(vitB 欠乏，葉酸欠乏) |

〔赤塚順一：小児貧血の分類と特徴．赤塚順一(編)，NEW MOOK 小児科 小児貧血の臨床，金原出版，1992；1-9〕

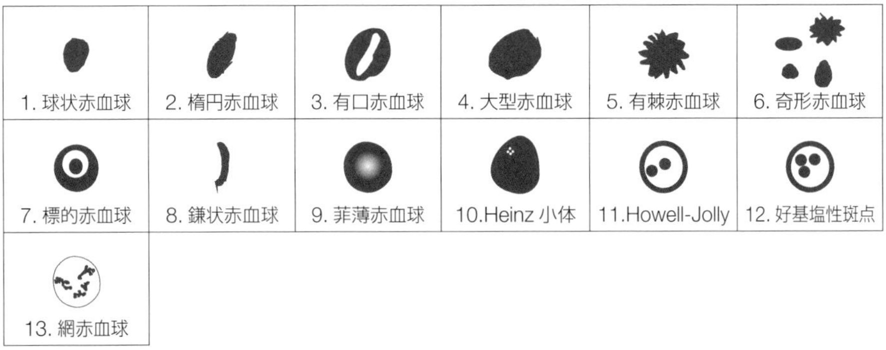

| | | | | | |
|---|---|---|---|---|---|
| 1. 球状赤血球 | 2. 楕円赤血球 | 3. 有口赤血球 | 4. 大型赤血球 | 5. 有棘赤血球 | 6. 奇形赤血球 |
| 7. 標的赤血球 | 8. 鎌状赤血球 | 9. 菲薄赤血球 | 10. Heinz 小体 | 11. Howell-Jolly | 12. 好基塩性斑点 |
| 13. 網赤血球 | | | | | |

図1 赤血球の形態

1 ～ 9 Giemsa 染色, 10 Giemsa 染色, 11 Wright 染色, 12, 13 超生体染色

-1 参照).

▶有口赤血球

乾燥塗抹標本で赤血球中央にスリットを有し口唇状を呈する. 走査電子顕微鏡ではカップ状を呈する.

▶大型赤血球

10 mm 以上の赤血球で多核好中球などもみられると巨赤芽球性貧血が疑われる.

▶有棘赤血球(金米糖状赤血球)

赤血球膜にコレステロールが集中する後天性の血漿リポタンパク異常症や遺伝性 $\beta$-リポタンパク血症でみられる. 重症肝障害でもみられ, 銅過剰状態での肝型 Wilson 病の溶血発作でもみられアスパラギン酸アミノトランスフェラーゼ(AST), アラニンアミノトランスフェラーゼ(ALT), 直接ビリルビン値の上昇もあり溶血は主に脾臓でおこる.

▶奇形赤血球

小型球状, 楕円, 破砕, 涙状など多彩な奇形赤血球でアフリカ系黒人に多い. 溶血性貧血として遺伝性対熱奇形赤血球症(hereditary pyropoikilocytosis：HPP)がある. また, 播種性血管内凝固症候群(disseminated intra vascular coogulation：DIC)などでは, 細い血管などを通過する際に破砕されヘルメット状などの赤血球がみられる.

▶標的赤血球

赤血球中心部が厚く, 中間部が薄い赤血球の中心部に, 弓矢の的のような厚い円形物として染色される. 体積に比し細胞膜が過剰な赤血球で, 胆道閉塞症, LCAT 欠損症, サラセミアでみられる.

▶鎌状赤血球

鎌状赤血球(HbS)症にみられる西洋の鎌のような形を呈する赤血球である(第Ⅱ章-1 [c]参照).

▶菲薄赤血球

赤血球内のヘモグロビン量が少ないために, central pallor の面積が広くリング状となっている. 鉄欠乏症貧血では小型のもので菲薄赤血球が多くみられる.

▶Heinz 小体

超生体染色(methyl violet 染色, brilliant cresyl blue 染色など)でみられる点状, 斑点染色像を呈する. グルコース-6-リン酸脱水素酵素(G6PD)欠損症や不安定ヘモグロビン症などがみられる変性グロビンで形成されている(第Ⅱ章-1 [c]参照).

▶Howell-Jolly

脾臓の摘出後や無脾症でみられる小型の spot 状の染色像を呈する.

▶好基塩性斑点

ピリミジン-5'-ヌクレオチダーゼ(P-5'-N)欠損症でみられ, Wright 染色で微細な封入体で ribosome RNA が凝集変性し青色の斑点を呈する.

▶網赤血球

赤血球から細胞核が抜け落ちて赤血球内の細胞質に ribosome やミトコンドリアなどの細胞小器官が残り, RNA 複合体である ribosome などが網状に凝縮したものが青く染まる(超生体染色). 赤血球が破壊され, 造血が盛んな溶血性貧血で増加する.

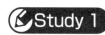

## わが国における溶血性貧血の基準
### 厚生労働省特発性造血障害に関する調査研究班によるもの
### 〜平成 16 年度改訂版による溶血性貧血の診断基準の要点〜

1. 臨床所見：貧血と黄疸としばしば脾腫
2. 検査：① ヘモグロビン濃度低下
   ② 網状赤血球増加
   ③ ビリルビン値増加
   ④ 尿中・便中ウロビリン体増加
   ⑤ ハプトグロビン値低下
   ⑥ 骨髄赤芽球増加
3. 除外疾患：巨赤芽球性貧血，骨髄異形成症候群，赤白血球病，
   CDA，肝胆道疾患，体質性黄疸
4. 1，2 によって溶血性貧血を疑い，3 によって他疾患を除外し，診断の確実性を増す．しかし，溶血性貧血の診断だけでは不十分であり，特異性の高い検査によって病型を確立する．

赤芽球のレベルで破壊がおこるかアポトーシスをおこしているか，または微小な溶血で検査上で所見が得られない溶血があるかが問題点と考えられる．

特発性造血障害に関する研究班の基準項目の中で，新生児溶血性貧血の集積結果は，宮崎らの[1] ① 1978 〜 1982 年と② 1986 〜 1990 年の原因別内訳がある．それによると ABO 式血液型不適合が①では 523 例で全体の 65.3％，②では 585 例の 66.9％ を占め，Rh 式血液型不適合では RhD によるものは①で 130 例 14.9％，②で 109 例 13.6％，RhE によるものは①で 66 例 7.5％，③で 67 例 8.4％ であったとしている．遺伝性球状赤血球症は①で 22 例 2.5％，②で 34 例 4.2％ であったとしている．赤血球酵素異常症は①で 2 例 0.2％，②で 5 例 0.6％ であったとしている．ヘモグロビン異常症は①で 1 例 0.1％，②で 4 例 0.5％ とそれぞれ年代順に比較的まれなものの頻度が上昇している．

一方 1992 年の先の厚生省の ABO 式血液型不適合新生児溶血性疾患の診断基準は以下のとおりである．
 i）早期黄疸を伴う間接型高ビリルビン血症
 ii）母児間に ABO 式血液型不適合の組み合わせが存在
 iii）母親血清中の IgG 抗 A または抗 B 抗体価が 512 倍以上
上記 3 条件を必要とし確認のため下記のいずれかを加える．
 iv）ABO 式同型成人赤血球による間接 Coombs 試験陽性
 v）児の抗体解離試験陽性
 vi）児の血清中の抗 A または抗 B 抗体価が 8 倍以上

さらに 1992 年の新生児溶血性疾患の原因内訳では 1,437 例で 1978 年の先の報告から変化がみられ，Rh（D）不適合はみられず ABO 式のほかの血液型不適合が 180 例（12.5％）であり，その中では Rh（E）が多く 74％ で，ついで Rh（C）が 14％ あったが，抗 Di[b]（Diego）では重症化することもあるという．ABO 式血液型不適合は相変わらず 1,108 例で 77.1％ を占めているとしている．また遺伝性球状赤血球症 56 例（3.9％），赤血球酵素異常症 7 例（0.5％），ヘモグロビン異常症 5 例（0.4％）としている．

一方血液型不適合でも Rh 式血液型不適合と ABO 式血液型不適合では臨床像や検査値にも差異がみられる．最近ではまれな Rh 式血液型不適合では溶血性貧血が 65％ みられたという．これらは，黄疸も肝腫大も強く Coombs 試験で陽性の赤血球も多く出現し，免疫学的抗体感作が強く出る第二子に多かったとい

表 S1-1　新生時期溶血性貧血の日本とカナダの症例比較

| 原因 | 症例数(%) | |
| --- | --- | --- |
| | 日本(n＝1,437) | カナダ(n＝93) |
| ABO 式血液型不適合 | 1,108(77.1) | 48(51.6) |
| 他の血液型不適合 | 180(12.5) | 12(12.9) |
| 遺伝性球状赤血球症 | 56(3.9) | 7(7.5) |
| 赤血球酵素異常症 | 7(0.5) | 21(22.6) |
| 異常ヘモグロビン症 | 5(0.4) | 1(1.1) |
| その他 | 81(5.6) | 4(4.3) |

〔楠田　剛，大賀正一：新生児溶血性貧血 - 新領域別症候群シリーズ血液症候群Ⅰ　第 2 版．日本臨牀社，2013；364-367〕

う．一方 ABO 式血液型不適合は各分娩での頻度が 2 ～ 2.5% で，しかも溶血性貧血は 25% であった．黄疸が軽～中等度，肝腫大軽度，母親 O 型，児 A 型である場合に多かった．これらは第一子より発症するという特徴がみられている．

　小児の溶血性貧血の全国調査では新生時期の血液型不適合妊娠によるものが多くを占めていたが，その後先天性溶血性貧血の解析が進み徐々にその頻度も変遷してきている．その後の藤井らの全国調査によれば 2011 年当時の溶血性貧血は年間 1,000 例と推定され，遺伝性の溶血性貧血は 500 例で，そのうち 71% は遺伝性球状赤血球症，2.7% は遺伝性楕円赤血球症，5.9% は赤血球酵素異常症，3.5% はサラセミア，0.8% は不安定ヘモグロビン症で，16.1% は原因不明と報告されている．

　1998 年の全国調査では溶血性貧血の推定受診者数は 2,600 人で，そのうち先天性溶血性貧血は 16.6% と報告されている．また，菅野によれば，自験 469 件の検査で，新生児溶血性疾患として発症し家族歴もある症例は，1/3 程度が遺伝性を有することもわかった[2]．さらに，赤血球酵素異常症(G6PD 欠損症)やサラセミアなどは両親のいずれかが外国籍であることもわかり，全体の件数の 14.1% になるという[3]．

　最近の大賀[4]らの小児溶血性貧血の報告では，先天性の溶血性貧血 291 名での解析では，赤血球膜異常症が 21.6%，ヘモグロビン異常症が 1.5%，赤血球酵素異常症のうち G6PD 欠損症が 24.7%，PK 異常症が 4.1% で，そのほか未確定が 33% としているが，その後，膜異常としたものが 10 例などとしている(**表 S1-1**)．

　以前の成人まで含めた 1976 年厚生省特定疾患溶血性貧血調査研究班の報告では，先天性 280 例，後天性 514 例として，遺伝性球状赤血球症は 201 例で 71.8% を占めていた．後天性では温式自己免疫性溶血性貧血(auto-immune hemolytic anemia：AIHA)は 195 例で 37.9% を占めていた．一方，川崎医科大学での，1,014 例の赤血球膜異常症を分析したところ，遺伝性球状赤血球症は 57.3% を占めていたとしている．

📖 文　献
1) 宮﨑澄雄：厚生省特発性造血性障害調査研究班の新生児溶血性貧血性疾患　1996；41-45
2) 菅野 仁：先天性溶血性貧血の病型および鑑別診断法の進歩と今後の課題．日本小児血液・がん学会雑誌 2014；51：446-451
3) 赤塚順一：小児貧血の分類と特徴．赤塚順一(編).NEW MOOK 小児科 小児貧血の臨床，金原出版.1992；1-9
4) 大賀正一：先天性溶血性貧血における遺伝子診断．臨床血液 2016；57：74-78
5) 楠田　剛，大賀正一：新生児溶血性貧血・新領域別症候群シリーズ血液症候群Ⅰ第 2 版．日本臨牀社，2013：364-367

## c 溶血性貧血の体内血液循環中の赤血球の動態と溶血 (図2[1], 3[2])

　赤血球は，血液循環中は太い動脈から末梢の細い血管を経て静脈に至り，また太い静脈へと帰り，循環をくり返している．その間，細い血管内では強い圧迫をうけている．さらに毛管腔の狭い細血管は，内径 3 ～ 5 $\mu$m であるため，直径 7 ～ 8 $\mu$m，厚さ 2 $\mu$m 程度の赤血球は，それ自体が変形しないと通過することはできず，変形する力がないと破壊し溶血に至る．

　この力は変形能とされ，正常な赤血球では赤血球の形状から膜構成成分に対しての負荷を軽減している．円盤状になるとずり応力に対し膜にかかる力が少なくなり破壊から免れる．

　赤血球膜成分は脂質とタンパク質から成り立っている．脂質は赤血球膜の内層を形成しているので，リン脂質が不均等に分存しているとアデノシン三リン酸(ATP)，Ca イオンなどの輸送経路が阻害され膜障害をきたす．また膜タンパクの主要タンパクである band3，赤血球膜の裏打ちをしているスペクトリン(spectrin)は，赤血球の形状に伸展，収縮などの変化をおこし，さしずめ電車のパンタグラフのような動きをしている．

　この spectrin に異常があれば赤血球の安定性は低

下しているので，脾臓と循環している間は脾臓内の環境は末梢血管よりさらに細く，狭い類洞などを通過することにより，赤血球は破壊されてしまう．

①異常赤血球の動態

　脾動脈→辺縁洞→開放脾索→赤血球濃度と粘性の上昇→低酸素→酸性→低血糖→赤血球 ATP の低下→静脈洞→細い間隔で破壊される

②破壊をうけやすい赤血球の特徴として，膜構造が弱い赤血球や細胞内ヘモグロビン濃度が高い赤血球とそれに伴う疾患がある．

・遺伝性球状赤血球症

・変形赤血球や粘稠度が増加する鎌状赤血球症

これらの赤血球は脾臓で捕捉され小型赤血球となり，microvesicle などに変化したりマクロファージで貪食される．

📖 文　献

1) 渋谷　温：先天性溶血性貧血. 小児科診療 2009；72：321-328
2) Burton NM, Bruce LJ：Modelling the structure of red cell membrane *Biochem Cell Biol* 2011；89:200-215 を改変

## d 血管内溶血と血管外溶血の概念

　溶血の機序として血管内溶血と血管外溶血の 2 つ

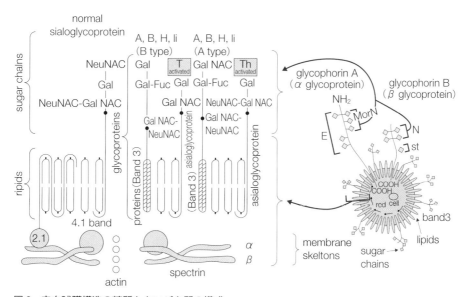

図 2　赤血球膜構造の糖質とタンパク質の構成

〔渋谷　温：先天性溶血性貧血. 小児科診療 2009；72：321-328〕

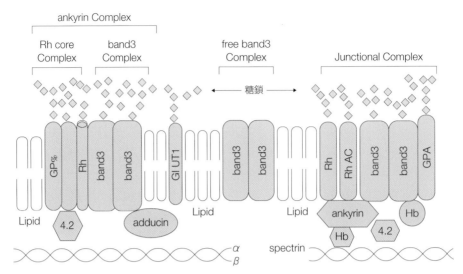

**図3　各膜タンパクの結合様式**

〔Burton NM, Bruce LJ：Modelling the structure of red cell membrane *Biochem Cell Biol* 2011：89：200-215 を改変〕

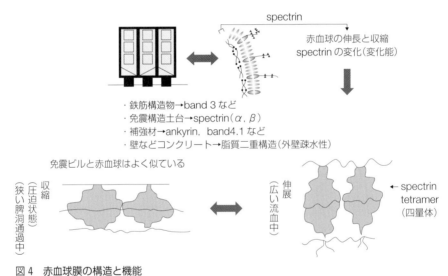

・鉄筋構造物→band 3 など
・免震構造土台→spectrin（α, β）
・補強材→ankyrin，band4.1 など
・壁などコンクリート→脂質二重構造（外壁疎水性）

免震ビルと赤血球はよく似ている

**図4　赤血球膜の構造と機能**

〔渋谷　温：小児溶血性貧血の溶血機序とその解析．埼玉県小児血液同好会 100 回記念誌 2014：13-16〕

がある．赤血球膜異常症の溶血は脾臓の存在が重要である．血液は脾臓へ脾動脈を通じ赤脾髄を流れ脾索，脾洞の狭い間隙に入り込み周囲に存在するマクロファージなどにより貪食をうけるが，これらの脾臓内空間では酸性で低血糖状態にとなっていることから赤血球の ATP 産生が著減し，赤血球膜は損傷をうけやすくなる．本来遺伝性球状赤血球症は赤血球膜に異常があり，変形能や収縮能が不良となるため，血流に乗り脾臓内を循環中にマクロファージなどに貪食，破壊された赤血球が小型になったり，破

壊され溶血する．赤血球膜に異常がない正常赤血球は圧迫に対し赤血球膜の spectrin は電車のパンタグラフのように平坦に縮み，また，これら脾類洞などから広い血管に移動した際には，また，パンタグラフのように伸展し，赤血球は従来の形に復する（**図4**）[1]．しかし，spectrin やそれに結合する band3 タンパクやアンキリン（ankyrin）などの膜タンパクに異常があると，この圧迫，伸展などの柔軟性は消失し，膜は損傷する．または膜の一部として脂質やそれと結合した band3 タンパクが少なからず解離さ

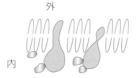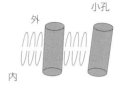

ヘモグロビンジスフィルド結合
（Heinz 小体）

好塩基性斑点　ribosome 凝集塊

補体が活性化され赤血球膜に小
孔が形成され，赤血球内外の成
分が流通して破壊が（血管内溶
血）生じる PNH，PCH，ABO
式血液型不適合輸血など

RBC 分解物
（α，βグロビン）

　不安定ヘモグロビン症
　G6PD 欠損症
　サラセミア
　の赤血球の膜変化

P5'N 欠損症
（赤血球酵素異常症）
の赤血球膜変化

赤血球膜内に Heinz 小体，ribosome 凝集塊が結合し
脾臓通過中に破壊される血管外溶血性貧血もある．

**図5　赤血球膜の損傷による溶血**
〔渋谷　温：先天性溶血性貧血．小児科診療 2009；72：321-328〕

外
内
SH基
外
内
外
内
小孔

れ，その断片は small vesicle として流血中にも見い
だされる．一方血管外溶血をきたすサラセミアやヘ
モグロビン異常症でも膜に結合したヘモグロビン変
性物が膜変性により障害されると，これら赤血球は
膜硬化した障害により類洞などの通過中に圧迫，伸
展に耐えられずに溶血する．

　また，spectrin は band3 タンパクと細胞質側で結
合しているため，赤血球膜の spectrin の異常がある
と流血中に band3 タンパクが離脱，赤血球は小型化
するともいわれている．これがいわゆる遺伝性球状
赤血球症の球状小型赤血球の生成過程の一部とする
考えもある．一部この band3 タンパクは anion ex-
changer 1（AE1）ともいわれ赤血球内の陰イオンの
交換を担っているので，炭酸脱水素酵素やヘモグロ
ビンとの連携により末梢血管内で酸素を供給した赤
血球は再び肺へ返環され，ヘモグロビンに酸素が効
率的に結合させる働きがある．腎尿細管の細胞にも
band3 タンパクが存在していることが知られ，この
タンパクの遺伝子変異があると尿細管アシドーシス
をきたす疾患もある[2]．

## 1）血管内溶血（図5[3]，6[1]）

　赤血球膜の安定性を保つための統合性が崩壊した
ときにおこる現象である．赤血球膜に穴（孔）があい
たときにも血管内で溶血はおこる．赤血球内のヘモ
グロビンは赤血球外へ漏出する．また，同時に膜の

断片も血管腔内に放出される．

　一方，血管外溶血でも脾循環中に赤血球膜の一部
から断片として流出した microvesicles も証明されて
いる．

　血管内溶血をきたす溶血の原因としては，以下が
あげられる．

①ABO 式血液型不適合輸血によるものでは，各血
　液型抗体とともに補体が膜に結合し活性化をきた
　し，赤血球膜に孔（パーフォリン）をあけることに
　よりヘモグロビンが溶出するという溶血をきた
　す．

②膜のスルフヒドリル（sulfhydryl）基が酸化される
　場合（重症の G6PD 欠損症など）やサラセミアや不
　安定ヘモグロビン症での Heinz 小体や封入体など
　の変性グロビンが膜を崩壊させることにより溶血
　をきたす．

③細菌性毒素による膜脂質の変化（クロストリディ
　オデス・ディフィシル感染（CDI）など）

④寄生虫が赤血球に侵入し，その後赤血球から抜け
　出し膜に孔をあける場合（マラリア感染）

⑤赤血球が機械的に切断あるいは摩耗される場合
　（播種性血管内凝固症候群，心弁膜の異常）

⑥　49℃以上の体温（火傷）

　赤血球膜異常症の溶血は血管外溶血が主である
が，赤血球酵素異常症の G6PD 欠損症のような五炭
糖リン酸回路系の異常症は，ある種の酸化薬剤（サ

I
貧血の分類と診断

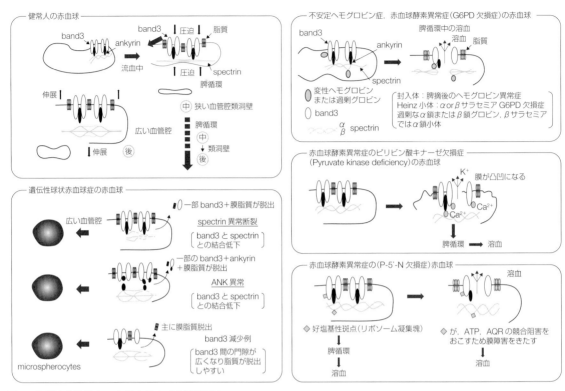

**図6 各種溶血性貧血の血管内および血管外溶血**
〔渋谷　温：小児溶血性貧血の溶血機序とその解析. 埼玉県血液同好会 100 回記念誌, 2014：13-16〕

ルファ薬，ナリジキシン酸，抗マラリア薬，アセト
アニリド，フェニルヒドラジンなど）や食物（ソラマ
メ）が投与されると，この酵素はもともと活性低下
があるためニコチンアミドアデニンジヌクレオチド
リン酸（nicotinamide adenine dinucleotide phosphate：
NADPH）産生不良となりグルタチオン（GSH）の減少
をきたす．酸化物を還元できずに赤血球膜はこの酸
化的毒性によるヘモグロビンの不可逆変化（Heinz
小体）が生じ，障害をうけ血管内溶血をきたす．

　また血管外溶血も存在し不可逆変化としてヘムと
グロビンが解離し不溶性のグロビン（Heinz 小体）が
形成され赤血球膜上でジスルフィド架橋を形成し，
この赤血球は脾を循環中に破壊され溶血する．

　EM 解糖系の酵素異常症では糖代謝に欠損がある
ため，ATP が著減するとともに，赤血球膜とカル
シウム結合がおこり膜性状に障害をうけ赤血球内の
$K^+$ が流出し表面が凹凸の discocyte となり脾循環中
に破壊され溶血もみられる．

　ヌクレオチド代謝関連酵素異常のピリミジン -5'-
ヌクレオチダーゼ（P5'N）欠損症は RNA 由来のピリ

ミジンヌクレオチドが分解せず，その代謝産物が蓄
積（好塩基性斑点となり赤血球内に出現）し，赤血球
膜に結合し，膜変性をおこし脾臓で捕捉され溶血す
る．これらの膜障害物は，ATP，アデノシン二リン
酸（ADP）を競合阻害することも溶血の原因とな
る．鉛中毒症でも同様の原因による症状を呈し溶血
をおこすことがある．アデノシンデアミナーゼ
（ADA）過剰症は ADA や過剰産生もアデノシンがイ
ノシンに過剰に脱アミノ化されアデノシンキナーゼ
によるアデノシン一リン酸（Adenosine monoph os-
phate：AMP）への転換の低下が ATP の産生低下を
きたし血管内溶血がみられる．

　ヘモグロビン異常症の溶血，不安定ヘモグロビン
症では赤血球内でヘムポケットにアミノ酸変化がお
こりヘムとグロビン接合の安定性が障害されサブユ
ニット全体が不安定となり，分子内のアミノ酸の置
換により分子構造がゆがめられると赤血球内で異常
ヘモグロビンが沈殿し Heinz 小体（通常は脾臓で摘
みとられることもある）となり赤血球膜障害を引き
起こし血管内溶血をきたす．

16

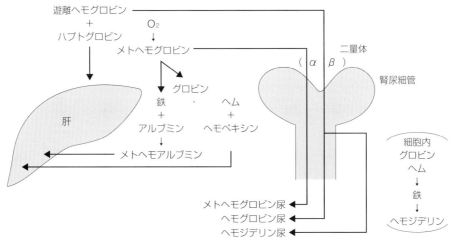

**図7　血管内溶血におけるヘモグロビン尿の産生機序**
〔Elizabeth B, Silverman：赤血球膜，溶血と膜の異常．A. A. Mackinney, Jr.（編集），柴田　昭（監訳），血液の病態生理，西村書店，1980；83 より改変〕

## 2）血管外溶血（図5[2]，6[1]）

　自己免疫性溶血性貧血では赤血球膜についた自己抗体（IgG）が IgG の Fc 部分に対するレセプターをもつ脾臓マクロファージによって貪食，破壊をうけて血管外溶血をおこす．

　溶血外溶血は赤血球膜の異常である．遺伝性球状赤血球症に多くみられる．これは赤血球膜の主要膜タンパクである spectrin，ankyrin，band3 タンパクの性状が不良であるため脾臓内の細い血管を通過するときには圧迫をうけ縮み，太い血管に入ると伸長するという変形能や，圧迫や伸展をするたびに機能する修復能や，柔軟性（elasticity）も不良であるため赤血球は破壊する．これらの膜の脆弱性の特徴を知るものとして赤血球食塩水抵抗試験があり，生理的な食塩水濃度より，低濃度の食塩水にて健常人よりも溶血をおこしやすくなることが従来より知られてきた．遺伝性球状赤血球症では，88% の患者が赤血球膜の減弱のため低濃度の食塩水内で溶血をおこすとされている．

　鉄欠乏性貧血では，赤血球の抵抗がむしろ健常人よりも強いとされている．著者は種々の貧血患者の生化学分析のポリアクリルアミド電気泳動（sodium dodecyl sulfate polyacrylamide gel electrophoresis：SDS-PAGE）より赤血球膜バンド像の band3 タンパクや赤血球膜表面に表出している band3 タンパクの

アミノ酸残基の lysin と結合する eosin-5'-maleimide（EMA）結合染色試験での成績では鉄欠乏性貧血の赤血球膜 band3 タンパクは豊富で EMA 染色度も高いことを見出している[3]．

📖 文　献
1）渋谷　温：小児溶血性貧血の溶血機序とその解析．埼玉県小児血液同好会 100 回記念誌 2014；13-16
2）渋谷　温：先天性溶血性貧血．小児科診療 2009；72：321-328
3）八幡義人：赤血球膜の異常と溶血．赤塚順一（編），NEW MOOK 小児科 小児貧血の臨床，金原出版，1992；145-160

## e 血管内および血管外溶血後のヘモグロビンの代謝

　溶血による遊離血漿ヘモグロビンは血漿中のハプトグロビン（赤血球中のヘモグロビンの約 1% と結合する能力がある）と結合して結合体を形成し肝細胞によって速やかに流血中から除去される．よって血管内溶血や血管外溶血が高度のときは血清ハプトグロビンは低下し消失することもある．このハプトグロビンが消費されてしまうと遊離ヘモグロビンの一部は酸化されメトヘモグロビンになり，このメトヘモグロビンの一部はグロビンと酸化鉄ヘムに解離する．酸化鉄ヘムはアルブミンと結合しメトヘムアルブミンを形成し，これが血漿を褐色にするヘモペキシン（hemopexin）も酸化鉄ヘムと結合しこの複合体も肝細胞によって除去される．

その他の血管内ヘモグロビンは解離（α，β2量体）して尿中に出現し，この一部は腎尿細管で再吸収されグロビンはアミノ酸に分解され，プロトポルフィリンはビリルビンに転換される．鉄はフェリチンあるいはヘモジデリンとして尿細管細胞にとどまる．溶血が高度となり血管内へのヘモグロビン放出が多いと尿細管で再吸収されなくなり解離ヘモグロビンは尿中に出現し尿は赤褐色となる．治療としてハプトグロビンの輸注を行うこともある（**図7**）[1]．

□ 文　献

1) Mackinney. Archie A., Jr.（編著），柴田　昭（監訳），血液の病態生理，西村書店，1980；83

# 第Ⅱ章
# 先天性溶血性貧血と
# 後天性溶血性貧血

# 1 先天性（遺伝性）溶血性貧血

遺伝性溶血性貧血の多くは赤血球自体の異常（膜，酵素，ヘモグロビン）で遺伝的要因の強い先天性のものである．後天性や続発性の溶血性貧血では免疫機序，感染などの修飾により発症するものであり，前者とは病状や溶血の機序が一部異なっている．

貧血発症の機序は赤血球自体の異常により崩壊して溶血する．このため骨髄は一般的に赤芽球系の細胞は増加し貧血を補正しようとするが，補正できないほどの溶血や何らかの感染により造血能が抑制されると貧血になる．貧血の基準はWHO基準を満たし，また溶血性貧血の診断は厚生労働省特発性造血障害に関する調査研究班基準による（第Ⅰ章-2 Study1参照）．遺伝性溶血性貧血の分類は表1[1]に記したが，大別すると赤血球膜異常，赤血球内の酵素異常，赤血球内のヘモグロビン異常となる．

## a 赤血球膜異常症

### 💡 POINT

▸ 臨床像は貧血，黄疸，脾腫大など溶血症状を呈する．発生頻度が高いのは遺伝性球状赤血球症であり，本疾患群のうち60〜70%を占める．

▸ 遺伝性球状赤血球症はスクリーニング検査で血液像，生化学的検査やEMA染色法でほかの溶血性貧血と鑑別が可能である．

▸ 遺伝性球状赤血球症では臨床像と膜解析により heterogenity が見られる．また，遺伝性球状赤血球症の膜遺伝子と臨床像や生化学的，質量解析による膜性状との間には相関関係がある．アンキリン（ankyrin）遺伝子変異例では貧血が高度であるが，スペクトリン（spectrin）遺伝子変異例では貧血は軽度で黄疸が強い．現行の治療法では脾臓摘出を考慮する．

▸ 遺伝性球状赤血球症ではその他の膜異常症と血液像や生化学的検査で鑑別される．

▸ 膜異常症として糖鎖の異常による溶血を伴うものがある．

### ▶疫学

遺伝性球状赤血球症（hereditary spherocytosis：HS）をはじめ，その他の赤血球膜異常症の多くは常染色体優性遺伝（autosomal dominant：AD）をとり，特に遺伝性球状赤血球症では60%の症例で，孤発例は30%未満で，常染色体劣性遺伝（autosomal ressesive：AR）は少ない．遺伝性球状赤血球症の症例数は北欧白人で5,000人に1人，わが国では50,000人に1人の頻度で，わが国の年間発症数は300〜400人とされる[1]．一方赤血球酵素異常症の遺伝形式はARが多いが，グルコース-6-リン酸脱水素酵素（G6PD）欠損症ではX連鎖性劣性（XR）をとるので発症は男子に多い．ヘモグロビン異常症の遺伝形式ほとんどがADであるが，鎌状赤血球症（HbS症）ではARである．αサラセミアは3,500人に1人，βサラセミアでは900人に1人に存在するとされており，年間発症数は30人前後である．

### ▶臨床徴候

典型的な遺伝性球状赤血球症例では，貧血（WHOの年齢基準以下のヘモグロビン値），黄疸（間接型ビリルビン値の上昇），網赤血球の増加，脾腫大（80%前後），年長児では胆石症（40〜80%）がある．赤血球浸透圧抵抗試験で減弱するのは，遺伝性球状赤血球症の80%である．ほかの赤血球酵素異常症では急激な血管内溶血をおこすのに対し，遺伝性球状赤血球症では血管内溶血は少ない．また赤血球酵素異常症では遺伝性球状赤血球症に比し脾腫大は約10%，胆石は5%程度と少ない．遺伝性球状赤血球症では両親のいずれかが遺伝性球状赤血球症であることが多いが（ARのため），赤血球酵素異常症やヘモグロビン異常症では，両親のいずれかが発生数が

#### 表 1　遺伝性溶血性貧血の種類

| | | | 異常膜蛋白 | 遺伝形式 |
|---|---|---|---|---|
| **a)赤血球膜異常症** | | | | |
| 1)赤血球膜タンパク異常症 | ①遺伝性球状赤血球症(HS) | | band3, $\alpha$ or $\beta$ spectrin, ankyrin, band4.2 | AD |
| | ②遺伝性楕円赤血球症(HE) 〔遺伝性対熱奇形赤血球症(HPP)〕 | | $\alpha$ or $\beta$ spectrin, band3, ankyrin, band4.1 (band7, RhAG, band3, GLUT1) | AD (AR) |
| | ③遺伝性有口赤血球症 | | band7, band3 | AD |
| | ④ ankyrin 異常症，protein4.1 異常症，glycophorin 異常症，protein4.2 欠損症，$\alpha$ or $\beta$ spectrin 異常症 | | | AD |
| 2)赤血球膜脂質異常症 | ①遺伝性 $\beta$ リポタンパク異常症 | | | AR |
| | ②遺伝性高赤血球膜ホスファチジルコリン溶血性貧血(HPCHA) | | | AD |
| | ③先天性レシチンコレステロールアシルトランスフェラーゼ(LCAT)欠損症 | | | AR |
| 3)赤血球膜糖鎖異常症 | ① CDA(congenital dyserythropoitic anemia)type Ⅱ | | | AR |
| | ② CDG(congenital disorders of glycoslation) | | | AR |
| | ③ T, Tn, Th 化赤血球 | | | AR |
| **b)赤血球酵素異常症** | | | | |
| 1)Embden-Meyerhof 回路系の異常 | ①ピルビン酸キナーゼ(PK)欠損症 | | | AR |
| | ②グルコースリン酸イソメラーゼ欠損症 | | | AR |
| | ③ヘキソキナーゼ(HK)欠損症 | | | AR |
| | ④ホスホグリセリン酸キナーゼ(PGK)欠損症 | | | AR |
| | ⑤ホスホフルクトキナーゼ(PFK)欠損症 | | | AR |
| | ⑥トリオースリン酸イソメラーゼ(TPI)欠損症 | | | AR |
| | ⑦アルドラーゼ(ALD)欠損症 | | | AR |
| | ⑧ Tarui 症 | | | AR |
| 2)Rapoport Luebering 回路系の異常 | 2,3 ジホスホグリセリン酸ムターゼ(DPGM)欠損症 | | | XR |
| 3)五炭糖リン酸回路およびグルタチオン代謝系の異常 | ①グルコース -6- リン酸脱水素酵素(G6PD)欠損症 | | | XR |
| | ②グルタチオン還元酵素(GR)欠損症 | | | AR |
| | ③グルタチオン合成酵素(GSH-syn)欠損症 | | | AR |
| | ④ガンマグルタミルシステイン合成酵素(GC-syn)欠損症 | | | AR |
| | ⑤グルタチオンペルオキシダーゼ(GSH-PX)欠損症 | | | AR |
| 4)ヌクレオチド代謝関連酵素異常 | ①ピリミジン -5'- ヌクレオチダーゼ(P-5'-N)欠損症 | | | AR |
| | ②アデノシンデアミナーゼ(ADA)異常症(過剰産生) | | | AD |
| **c)ヘモグロビン異常症** | | | | |
| 1)$\alpha$- サラセミア，$\alpha$- グロビン遺伝子欠失，HbH 症など | $\beta$- サラセミア，$\beta$- グロビン遺伝子変異 | わが国では約 10 種類 | | AD |
| 2)HbS 症(鎌状赤血球症) | | | | AR |
| 3)安定型ヘモグロビン症 | | | | AD |
| 4)不安定型ヘモグロビン症 | | | | AD |
| **d)先天性赤血球性ポルフィリン症 Günther 症，ウロポルフィリノゲンⅢ合成酵素欠損** | | | | AR |

AD：常染色体優性遺伝，AR：常染色体劣性遺伝，XR：X 連鎖性劣性遺伝
〔渋谷　温：遺伝性溶血性貧血. 日本小児血液・がん学会(編), 小児血液・腫瘍学. 診断と治療社, 2015；358-362 より一部改変〕

多い外国人であることが多い．遺伝性球状赤血球症では血管内溶血は少なく，通常では血漿中遊離ヘモグロビンは 5 mg/dL だが，遺伝性球状赤血球症の溶血が高度のときやほかの赤血球酵素異常症で血管内溶血が高度のときは，血尿時は血漿中遊離ヘモグロビンとして 25 mg/dL をこえている．鎌状赤血球症

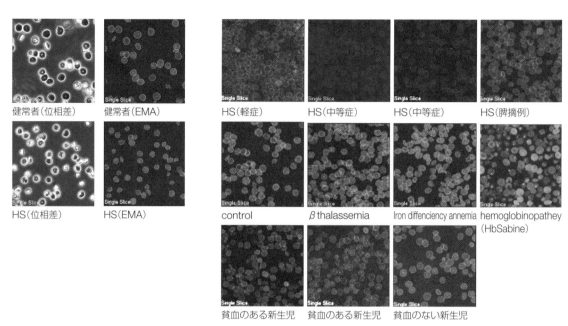

健常者（位相差）　健常者（EMA）　　HS（軽症）　　HS（中等症）　　HS（中等症）　　HS（脾摘例）

HS（位相差）　　HS（EMA）　　　control　　βthalassemia　Iron diffenciency annemia　hemoglobinopathey（HbSabine）

貧血のある新生児　貧血のある新生児　貧血のない新生児

**図1　健常人と各種溶血性貧血の血液像の比較**
位相差とEMA染色で血球の特徴が見られる
〔渋谷　温：小児溶血性貧血の診断と治療．小児科 2013：54：1919-1929〕

では溶血性貧血と赤血球鎌状化の血栓形成促進による微少血管閉塞のため組織の疼痛発作と虚血壊死がある．

**▶診断・検査**

①遺伝性球状赤血球症

　末梢血液像では，小型のcentral pallorのない濃く染まった球状赤血球や辺縁が一部かじりとられたようなbite赤血球もみられる．小型の赤血球は自己免疫性溶血性貧血(autoimmune hemolytic anemia：AIHA)症例や小型だがcentral pallorが広くて薄い赤血球の鉄欠乏性貧血症例でもみられるものとは異なる．遺伝性球状赤血球症では奇形赤血球などの混入は少ない．遺伝性球状赤血球症の特殊検査として赤血球浸透圧抵抗試験がある．自己免疫性溶血性貧血でも80%の症例で減弱するが，鉄欠乏性貧血ではむしろ増強している．

②遺伝性楕円赤血球症(hereditary elliptocytosis：HE)

　溶血型と非溶血型がある．溶血型の形態はovalocyte型が主体だが，非溶血型はrod shaped型である．溶血型は赤血球浸透圧抵抗が減弱しているが非溶血型は正常である．小型赤血球のみられる鉄欠乏性貧血例や胎児型ヘモグロビンF(HbF)含有赤血球の多い新生児期のものでは，逆に抵抗が増強するの

で，簡便で鑑別が明瞭なスクリーニング検査が望まれている．

　著者らはKing[2]らが報告した赤血球膜表面のband3タンパクの430番目のアミノ酸残基のLysineに結合する発光性のEosin-5'-maleimide(EMA)を数例の自験例と依頼例の遺伝性球状赤血球症やほかの先天性溶血性貧血症例，鉄欠乏性貧血症例の赤血球に反応させ，共焦点レザー顕微鏡(confocal laser microscopy)にて染色像を比較検討した結果，遺伝性球状赤血球症例ではband3やspectrin減少例で暗く(dim)染色されるがほかの貧血例では正常健常人と同様に明るく(bright)染色されることで，遺伝性球状赤血球症をほかの貧血例と明瞭に鑑別できると考えられた．また遺伝性球状赤血球症では貧血の強い例やband3のタンパク量が少ないほど暗く染色されること，脾摘後遺伝性球状赤血球症はやはり健常人に比し脾摘前よりは明るく染色され，さらに新生時期の遺伝性球状赤血球症赤血球でも健常人などに比し暗く染色され診断に有効であることが判明した(**図1，図2**)[3]．遺伝性球状赤血球症とほかの溶血性貧血との鑑別検査に応用したので，本章-1 Study2で赤血球膜検査法について述べる．

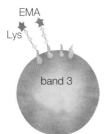
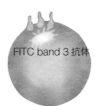
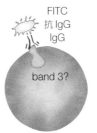
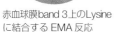

赤血球膜band 3上のLysine
に結合するEMA反応 / 赤血球膜内側の抗band 3
抗体によるband 3の分布 / 赤血球膜に結合
IgG抗体の分布

**図2　band3の赤血球膜内外のEMAおよび抗体結合反応性**

Lys：リジン，EMA：eosin-5-maleimide
〔渋谷　温：小児溶血性貧血の診断と治療．小児科 2013；54：1919-1929〕

## 1）赤血球膜タンパク異常症（表1）[1]

### ▶病因・病態

　赤血球膜タンパク異常によるものは**表1**[1]のとおりである．その中でもっとも頻度の高い赤血球膜タンパク異常症は①の遺伝性球状赤血球症で赤血球膜異常症の約60〜70%を占める．②の遺伝性楕円赤血球症は膜異常症の14.7%を占め詳細は下記のとおりである．

ⅰ）Common HE は30%以上を楕円赤血球が占める型で赤血球浸透圧抵抗は減弱しない

ⅱ）遺伝性対熱奇形赤血球症（hereditary pyropoikilo-cytosis：HPP）は赤血球浸透圧抵抗は減弱し，アフリカ系黒人に多く，$\alpha$，$\beta$ spectrin の自己結合能の異常で結合部近傍のミスセンス変異がある

ⅲ）球状赤血球を伴う遺伝性楕円赤血球症

ⅳ）東南アジア楕円性赤血球症（south asian ovalocyto-sis：SAO）は溶血，貧血はごく軽微で，メラネシア系民族が多く，$\alpha$ spectrin，$\beta$ spectrin の結合障害である．4.1タンパクの欠損やband3の遺伝子 *SLC4A1* の27塩基欠損がみられ，アミノ酸残基400〜408の欠損がある

③の遺伝性有口赤血球症はスリットを有する口唇状やカップ状（電顕像）にみえる赤血球が出現し，これらの赤血球膜は赤血球内外の $Na^+$，$K^+$ 輸送の異常をきたしているため，赤血球内の水分量が多い状態となっている．band3タンパク，Rh-associated glyco-protein（RhAG）異常，glucose transporter 1（GLUT1）異常が報告され，赤血球浸透圧抵抗は減弱している．
④の ankyrin 異常症，protein4.1異常症，protein4.2
欠損症，$\alpha$ or $\beta$ spectrin 異常症は，遺伝性球状赤血球症や遺伝性楕円赤血球症などに合併したり，または単独で膜骨格タンパクの $\alpha$ または $\beta$ spectrin と band4.2，それに band3 などの膜貫通タンパク，それにこれらををつなぎとめるアンカータンパクとしての性質をもつ ankyrin などに異常をもつ疾患としての名称である．遺伝性球状赤血球症の ankyrin が原因遺伝子変異として同定されるのは62種で，ミスセンス変異9種，ナンセンス変異13種，coding領域の塩基欠失，挿入は26種，スプライシング変異10種で，欧米では遺伝性球状赤血球症の原因の50〜60%が ankyrin 異常があるといわれる．pro-tein4.1異常症は遺伝性楕円赤血球症の病因タンパクの一種で，量的と質的異常の2つがある．pro-tein4.2欠損症は遺伝性球状赤血球症に特徴的にみられる．これらの異常にはタンパク自体の変異のほか，ほかのタンパクとの結合が不完全になる場合，タンパク自体は正常だが結合タンパクに変異の場合がある．このことにより band3，ankyrin，spectrinとの親和性が低下し赤血球は細胞膜骨格構造が維持できなくなり脾臓など循環中に変形し小型化するとされる．グリコホリン異常症の GPA 欠損型は，MN 抗原を欠く En（a-)血液型が知られている．

### ▶診断・検査

　赤血球浸透圧の脆弱性（抵抗性）試験では，赤血球が球状に近い形をしているかをみる検査で表面積/容積比がもっとも小さくなるのは球状であり，低浸透圧環境で溶血することから赤血球内の $K^+$ やヘモグロビンの放出がみられる．

　遺伝性球状赤血球症では赤血球が球状のものが多

いため浸透圧抵抗は低下しているので溶血がおこる．球状赤血球が少ないときは溶血が少ないので，遺伝性球状赤血球症の浸透圧抵抗の減弱は判断できない場合がある（80％の症例では低下をみるが，20％は正常で低下していないといわれている）．

一方ヘモグロビン異常症（サラセミア，鎌状赤血球症など）や鉄欠乏性貧血では赤血球が球状に達するまで水分が流入して，浸透圧抵抗は増す．

実際の方法は以下のものがある．

ⅰ）Sanford 法

ⅱ）Parpart 法

ⅲ）Coil-Planet-Centrifuge（CPC）法がある．

ⅰ）の方法は Nacl を 0.02％ずつ希釈系列をつくり，0.5％〜0.28％の系列試験管に赤血球を添加し，室温で約 2 時間放置し，肉眼的に溶血開始（最小抵抗）と完全溶血（最大抵抗）を判定する．

ⅱ）の方法は Sanford 法と同じく NaCl の希釈系列をつくって室温で 30 分放置したあと遠心し，上清を比色計により測定する．ⅰ）とⅱ）の基準範囲は最小抵抗の 0.44〜0.42％，最大抵抗は 0.34〜0.32％，抵抗幅は 0.08〜0.12％．

ⅲ）の方法は特殊な遠心器を利用し，さらに溶血による遊離ヘモグロビンも検出可能で鋭敏な検査法である．

ⅰ）およびⅱ）での判定基準は健常人では 0.44〜0.42％で遺伝性球状赤血球症では 0.7〜0.4％，

Coombs 試験が陽性の自己免疫性溶血性貧血，ABO式血液型不適合，Rh 式血液型不適合，悪性貧血では軽度抵抗減弱がみられる．また，溶血がみられる赤血球酵素異常症や楕円性赤血球症でも健常人と同様の抵抗を示す．

サラセミア，鎌状赤血球症では 0.4〜0.28％と抵抗は増す．さらに鉄欠乏性貧血，多血症，閉塞性黄疸でも，0.38〜0.3％と抵抗は増している．

各種赤血球膜異常症，特に遺伝性球状赤血球症で行われてきた各種検査法を表 2[4]に示す．

なお，筆者がこれまで経験した自験例と依頼された遺伝球状赤血球症症例の分析については本章-1 Study3 を参照されたい．

## 2）赤血球膜脂質異常症（表 1）[1]

### ▶病因・病態

①の遺伝性βリポタンパク異常症は有棘赤血球（acanthocyte）あるいは spur-cell が出現する溶血性貧血で，進行性の神経疾患，吸収不良症候群などを認める膜脂質異常症で，ミクロゾームのトリグリセリド転送タンパクのサブユニットが欠如していることが報告されいる．②の遺伝性高赤血球膜ホスファチジルコリン溶血性貧血（hereditary high red membrance phosphatidyl choline hemolytic anemia：HPCHA）は赤血球膜 PC の増加が総リン脂質全体を 8％も押し上げるぐらい高いが，溶血の機序はよくわかっていな

表2 遺伝系球状赤血球症（HS）の診断のためのスクリーニング検査

| 検査名（検査者，実施日） | 使用薬品 |
|---|---|
| | 結果 |
| Osmotic fragility test(Parpart, et al. 1947) | Heparinized whole blood(50μl) |
| | Increased 66% of non-splenetomized HS |
| Acidified glycerol lysis test(Zanella, et al. 1980) The Pinc test(Bocx, et al.1983) | Other hemolytic disease:G6PD,PK deficiency MDS,chronic renal failure |
| Osmotic gradient ektacytometry (Clark, et al. 1983) | Other hereditary elliptocytosis.Pyropoikilocytosis and stomatocytosis,sickle cell disease |
| Hypertonic cryohaemolysis test (Streichman & Gresheidt 1998) | 50μl Packed red cell |
| | positive HS CDA Ⅱ and Melanecian elliptocytosis |
| Eosin-5'-maleimide(EMA)Binding (King, et al. 2000) | Packed red cell(5ul EDTA sample) |
| | Reduced fluorescence(green)intensity(CDA,cryohydro-cytosis,SAO(south-asian-ovalocytosis)) |

〔Bolton Maggs, Stervens RF, et al.：Guidelines for diagnosis and management of hereditary spherocytosis. *Br J Hematol* 2004：126：455-474 を改変〕

い．③の先天性レシチンコレステロールアシルトランスフェラーゼ(lecithin cholesterol acyltransferase：LCAT)欠損症の溶血は遊離コレステロールやレシチンの増加により膜脂質組成異常により膜が危弱化するとされている．

### ▶診断・治療

②では積極的な治療はしないが，脾摘の効果はないとされている．

③では LCAT の補充療法や新鮮凍結血漿や全血輸血，食事療法で低脂肪，低タンパク食が推奨される．

## 3) 赤血球膜糖鎖異常症(表1)[1]

> 💡 **POINT**
> - 赤血球膜のタンパクや脂質に結合している糖鎖の異常である．
> - 血液型抗原としての糖質成分の異常がある先天性のものがある．
> - 感染症や癌化に伴って出現する糖質異常を示すものもある．
> - 先天性の糖質を規定する遺伝子変異によって出現するものがあり，溶血性貧血をきたすものもある．

### ▶病因・病態(図3)[2]

赤血球膜糖鎖異常症には以下の病態がある．①の先天性赤血球形成異常性貧血(congenital dyserythropoietic anemia typeII：CDA-II)は，HEMPAS(hereditary erythroblastic multinuclearity with positive acidified serum test)ともよばれ，常染色体劣性で骨髄像では多核赤芽球や空胞変性を有する溶血性貧血があり，ポリアクリルアミド電気泳動(sodium dodecyl sulfate polyacrylamide gel electrophoresis：SDS-PAGE)では，赤血球膜タンパクの band3 タンパクの低分子化がみられる．これは GlcNAc 転移酵素またはマンノシターゼII欠損があるため band3 上にポリラクトサミンの付加がうまくできずに脂質成分に付加することで赤血球膜が変化し，脾臓で捕捉，破壊され血管外溶血をみる．発育不全や外表奇形などを呈する②の N-結合型糖鎖合成障害症候群(congenital disorders glycosylation：CDG)は，糖鎖非還元末端シアル酸の減少とその欠失で，小胞体の異常がある CDG I，CDG II として分類されている．③の T, Tn, Th 化赤血球は，細菌感染症などにより，O型糖鎖上の末端糖のシアル酸が切断されガラクトースが露出し，植物性凝集素のピーナッツレクチン(PNA)が結合し，血球の凝集反応をおこす．そのほか，構造タンパク異常を伴うものとして，糖が豊富に付着してい

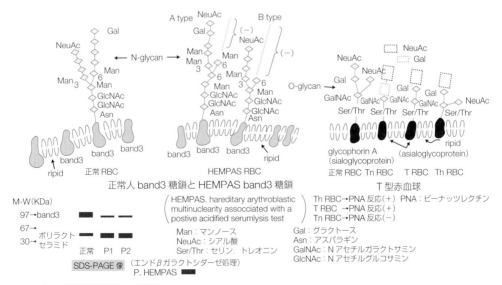

図3 赤血球膜糖鎖異常症の構造

〔King MJ, Behrens J, *et al.*：Rapid flow cytometric test for the diagnosis of membrane cytoskeleton-associated hemolyic anemia. *Br J Haematol* 2000；111：924-932〕

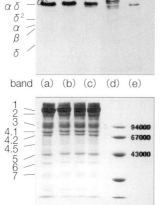

PAS 染色
- (a) コントロール(健常人)赤血球
- (b) DBA 患児赤血球
- (c) HASA 患児赤血球
- (d) St$^{a+}$赤血球
- (e) En(a$^-$)赤血球

Coomassie blue 染色
- (a) コントロール(健常人)赤血球
- (b) DBA 患児赤血球
- (c) HASA 患児赤血球
- (d) CDA 患児赤血球(聖路加病院小児科症例)

S.M.W：standard molecular weight

図4　DBA(Diamond-Blackfan anemia)，CDA(congenital dyserythropoietic anemia Ⅱ)

〔渋谷　温：小児難治性貧血における赤血球膜異常．臨床血液 2000；41：559-562〕

る糖タンパクの glycophorin 欠乏症がある．glyco-phorin の糖鎖は，動植物の凝集性糖タンパクである lectin(レクチン)に反応したり血液型抗原活性を示したりしている．血液型の1つである MN 型は gly-cophorin A に，Ss 型は glycophorin B の糖鎖に由来している．ABO 型，Ii 型，P 型を規定する糖鎖は糖タンパクでは band3 が主体で，その他糖脂質上に多くが存在する．この glycophorin 欠損を伴うものとしては，Miltenberger 血液型として知られているまれなものがある．

▶診断・検査：自験例での解析(図4)[5]

　自験例での貧血患者に対し輸血検査を行った際に En(a$^-$)という MN 型抗原が欠損する異常が判明した症例を経験した．また類似する異常血球である St$^{a+}$血球を有する患者の赤血球とともに赤血球膜の SDS-PAGE を行ったところ，タンパク染色が主である Coomassie blue 染色では，赤血球膜タンパク像の相違が不明瞭だが，糖タンパク染色に特異的な PAS (periodic acid schiff)染色では健常人コントロールの SDS-PAGE に比し，En(a$^-$)症例では，PAS-I 部分 ($a^2$)の欠損が明瞭にみられる．また St$^{a+}$血球では，PAS-Ⅱ部分($a\sigma$)に異常がみられた．

　一方，慢性の遺伝性の貧血がみられ，骨髄で多核赤芽球を呈する HEMPAS といわれる CDA-II では band3 糖タンパクの低分子がその貧血の原因の1つ

と考えられており，(d)の聖路加病院(細谷先生，森本先生症例)の症例では band3 タンパク像は低分子化により幅が狭くしかも下方に偏位しているのがわかる．

　筆者が赤血球膜糖鎖異常を推測したきっかけは，16歳の骨髄異形成症候群(myelodysplastic syn-dromes：MDS)患者の交差適合試験で，患者赤血球の副試験で AB 型血清 100 検体中 40 検体の血清で凝集反応をおこす，いわゆる汎血球凝集反応を分析したことによる．このときに植物凝集素の *Arachis hypogaea*(以後ピーナッツレクチン(PNA)とよぶ)と *Vicia cretica* レクチンを反応させると患者赤血球が強く凝集したのを観察した[6]．これは Bird ら[7]が最初に報告した Th 化赤血球と同様の現象であった．このような凝集反応は，肺炎球菌や *Bacteroides fra-gilis* などの菌血症によって，菌が産生するシアリダーゼにより末端にある糖鎖の1つであるシアル酸がはずれる場合にみられることが報告されていた．この場合，シアル酸がはずれガラクトースのみならず N-アセチルガラクトサミンも露出し，PNA 以外に *glycin soja* などのレクチンにも反応する T 化赤血球になっていることも多い[8~10]．

　後述する赤血球膜糖鎖異常を呈する Diamond-Blackfan 貧血(Diamond-Blackfan anemia：DBA)や，同様の糖鎖異常を呈する低形成性貧血として赤血球

膜糖鎖異常の発現に至るものとして，PNA を含む種々のレクチンパネルを用いて小児の低形成貧血を中心にスクリーニング検査を行った．Alter と Young による bone marrow failure syndrome の遺伝性の要因が強い inherited bone marrow failure syndrome としての Diamond-Blackfan 貧血，Fanconi 貧血，無巨核球性血小板減少症（amegakaryocytic thrombocytopenia：AMT）や，それらに類似する原因不明の小児低形成貧血患者を中心に検索すると，そのなかに PNA 反応性赤血球を発現しているものが少なからず見出された．

　筆者が Diamond-Blackfan 貧血 13 名の末梢血赤血球と一部の症例で骨髄血で赤芽球コロニー（BFU-E or CFU-E）形成試験を行い，PNA に対する凝集反応を観察したところ，輸血後まもなく検査を行った症例以外で，13 例中 9 例と高率に PNA 反応性がみられた．1 歳以降で発生した Diamond-Blackfan 貧血以外の赤芽球癆では PNA 反応性はみられなかった．Fanconi 貧血は後に染色体分析にて診断された症例で，PNA にのみ強く凝集することを確認した（Coombs 試験での試験管法と同様）（図5）[5]．

　さらに，無巨核球性血小板減少症と考えた症例では，病初期に特発性血小板減少性紫斑病（indiopathic thrombocytopenic purpura：ITP）と考えた症例で 1 年後に貧血をきたし，骨髄像で低形成であり，巨核球も消失し，末梢血赤血球が PNA 凝集反応に強く出現し，i 抗原も陽性，HbF も 8% と高値を示していた．その後，初期に慢性特発性血小板減少性紫斑病と考えられた同様の症例を経験し，さらにその後同様の症例を他施設から 2 例紹介され，いずれも PNA 反応陽性，i 抗原陽性，HbF の高値がみられた．これらファンコニ貧血 1 例と無巨核球性血小板減少症とした 4 例の計 5 例の PNA 反応性を有する低形成貧血患者の末梢血液像の特徴は，好中球の減少がみられ，偽 Pelger-Heut 核異常を 1 ～ 2% に認め，また骨髄像では多核赤芽球などの形態異常が低率だが出現していたことである．これらの症例は骨髄低形成の MDS の芽球低出現群の不応性貧血（refractory anemia）への移行型か，またはわが国の厚生省特定疾患「特発性造血障害調査研究班」小児分科会の不明造血障害の ill-defined dyshematopoiesis での MDS か，または前再生不良貧血状態（pre-aplastic

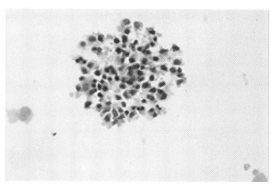

**図5　PNA で反応した DBA の赤芽球コロニー形成細胞**
〔渋谷　温：小児難治性貧血における赤血球膜異常．臨床血液 2000；41：559-562〕

anemia）に近いものか分類不能なものであった．ただし，共通していることは PNA 陽性反応を呈する赤血球糖鎖異常を示すため，筆者は赤血球糖鎖異常を伴う低形成貧血（hypoplastic anemia with sugar chain anomaly：HASA）とよぶことにした．そのほかの疾患での リボ核酸（RNA）反応性の頻度は表3，4[11] に示した．

　Flow cytometry での PNA（陽性）赤血球とシアル酸切断酵素の Vibrio cholerae で処理した PNA 反応赤血球と患児の異常 O- 結合型オリゴ糖鎖（O-glycan）は，14 分後に出現するシアル酸が欠乏する赤血球と同様の波が出現していた．（図6，7）[5]．

　図8 に示すように粗面小胞体上の ribosome 内で mRNA の指令で産生されたポリペプチドはオリゴ糖転移酵素によりドリコールに結合したアスパラギン残基（ASN）に N- 結合型オリゴ糖鎖（N-glycan）が付加するという糖鎖生合成経路をとるため，ribosome の遺伝子変異があれば産生されたペプチドに糖が十分に付加されない可能性がある．著者の報告した赤血球膜糖鎖異常を呈する症例は主に O- 結合型オリゴ糖鎖と考えられたが，ribosome 遺伝子変異がみられる Diamond-Blackfan 貧血では N- 結合型オリゴ糖鎖にも異常が存在していた可能性がある（図7[5]，8）．

　一方糖鎖結合に影響をおよぼすアミノ酸の変化も報告されている．シアル酸の結合様式が Neu5Ac α 2 → 3Gal 型から Neu5Ac α 2 → 6Gal 型へと変換されるというもので，205 番目のセリンがチロシンに変化したことによってタンパク自体のコンフォメーション変化がおきて，シアル酸の結合様式に変化を

表3 Charactcristics of peripheral blood and bone marrow pictures in hypoplastic anemia with sugar chain anomaly of red cell membranes

| Case No | Morphological abnormalities | | | Percentages of PNA reactive cells(%) | Changes on PNA reactivities of red cells during in therapy |
|---|---|---|---|---|---|
| | White blood cell | Red blood cell | Megakaryoctye or platelet | | |
| 1 | — | bi- or trinuclear crythroblast | — | 10 | gradually weak |
| 2 | pseud-pelg-er-Hëut anomaly | — | micro mega-karyoctye | 8 | gradually weak |
| 3 | — | bi- or trinuclear erythroblast | — | 12 | after BMT disappeared |
| 4 | — | bi- or trinuclear erythroblast | | 15 | strong continued |
| 5 | chromosome breakage | — | — | 16 | after BMT disappeared |
| 6 | — | bi- or trinuclear crythroblast | | 18 | strong continued |

BMT：bone marrow transplantation. PNA：peanut lectin.
〔Shibuya A：Childhood hypoplastic anemia with sugar chain anomaly of red cell membranes. *Pediatr Int* 2001；43：597-604〕

表4 Reactions of PNA(peanut lectin; *Arachis hypogaea*)against various patients ＊ red cells

| | | positive/sample |
|---|---|---|
| A. | pure red cell aplasia(PRCA) | |
| | 1)Diamond — Blackfan anemia | 9/13 |
| | 2)PRCA(onset of disease after 1-year-old) | 0/3 |
| | 3)Transient erythroblastopenia of childhood(TEC) | 0/3 |
| | 4)Drug induced | 0/1 |
| B. | Various anemia | |
| | 1)Hypoplastic anemia with sugar chain anomaly | 6/6 |
| | 2)Aplastic anemia(idiopathic) | 0/5 |
| | 3)Myclodysplastic syndrome(MDS) (Th-polyagglutination; 1) | 1/4 |
| | 4)Hemolytic anemia(auto immune hemolytic anemia) | 0/6 |
| | 5)Hemolytic uremic syndrome(HUS) unknown; 2 diplococcus Pneumonia; 1 ＊ O-157; 1 | 1/4 |
| | 6)Iron deficiency anemia | 0/10 |
| | 7)Acute lymphoblastic and non-lymphoblastic lcukemia | 0/30 |
| | 8)Chlonic myelocytic leukemia | 0/2 |
| C. | Normal control | 0/200 |
| | 1)Cord blood | 5/30 |

＊ T polyagglutination.
〔Shibuya A：Childhood hypoplastic anemia with sugar chain anomaly of red cell membranes *Pediatr Int* 2001；43：597-604〕

おこさしめているという．これらの結果から *a* 2-6sialyltransferase の減少は m-RNA 内で行われているアミノ酸配列に変化がおよびシアル酸の減少をきたしていることも示唆される．

▶展望

以上から，筆者が報告した赤血球膜糖鎖異常の

Diamond-Blackfan 貧血例では，赤血球膜 O- 結合型オリゴ糖鎖の末端糖のシアル酸結合に関与するオリゴ糖転移酵素の 2-6siaryltransferase mRNA の減少は，Diamond-Blackfan 貧血の ribosome 遺伝子変異によってシアル酸結合不全が生じると考えられる．

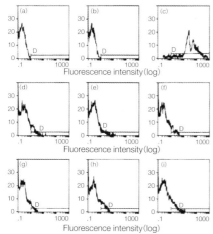

FITC label-PNA でフローサイトメトリーでの陽性血球の分布
上段：(a) 健常人，(b) 他の貧血，(c) Vibrio chorea 処理
中段：(d) HASA の Case1，(e) Case2，(f) Case3
下段：(g) Case4，(h) Case5，(i) Case6
でコントロールに比し HASA では，PNA 反応血球がみられる.

PNA に反応する O-glycan の HPLC による波形
上段：(a) 健常人，(b) 健常人の Vibrio Chorea 処理，(c) と (d) は HASA
Case1 と 2
下段：(b)'PNA affinity colume で流したもの健常人の (b)' と Case3 は (c)' で，
Case4 は (d)' で，いずれも PNA に反応した O-glycan がみられる

**図6 赤血球膜糖鎖異常を伴う低形成貧血(HASA)を呈する症例の flow cytomertry と高速液体クロマトグラフィー(HDLC)での分析**
〔渋谷 温：小児難治性貧血における赤血球膜異常. 臨床血液 2000；41：559-562〕

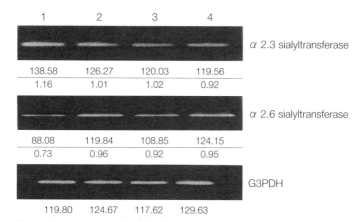

**図7 sialyltransferase(ST)合成酵素の mRNA 発現量の比較(患児：1, 2, 3 健常人：4)**

Fig.3 RT-PCR for α 2.3ST. α 2.6ST
1：Patient 1(DBA)
2：Patient 2(DBA)
3：Patient 3(HASA)
4：Control

sialyltransferase(ST)合成酵素の mRNA 発現量は α (2.6)結合 ST は DBA のうち PNA 凝集度の強い例では，健常人の 72% と減少がみられたものの，α (2.3)結合 ST は 116% とむしろ健常人より上昇しており，合成不均衡がみられた. 寛解例ではこれらの減少はなかった
〔渋谷 温：小児難治性貧血における赤血球膜異常. 臨床血液 2000；41：559-562〕

📖 文 献

1) 渋谷 温：遺伝性溶血性貧血. 日本小児血液・がん学会(編)，小児血液・腫瘍学. 診断と治療社，2001；3568-362
2) King MJ, Behrens J, et al.：Rapid flow cytometric test for the diagnosis of membrane cytoskeleton-associated hemolytic anemia.

Br J Haematol 2000；111：924-932
3) 渋谷 温：小児溶血性貧血の診断と治療，小児科 2013；54：1919-1929
4) Bolton Maggs, Stervens RF, et al.：Guidelines for diagnosis and management of hereditary spherocytosis. Br J Hematol 2004；

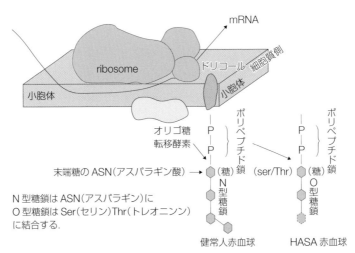

図8　ribosome 上で mRNA によるオリゴ糖転移酵素を介しての糖鎖合成

Figure labels:
mRNA
ribosome
ドリコール　細胞質側
小胞体
小胞体
オリゴ糖
転移酵素
末端糖の ASN（アスパラギン酸）→
ポリペプチド鎖
P P
（糖）鎖
N 型糖鎖
（ser/Thr）
ポリペプチド鎖
P P
（糖）鎖
O 型糖鎖
N 型糖鎖は ASN（アスパラギン）に
O 型糖鎖は Ser（セリン）Thr（トレオニンン）
に結合する.
健常人赤血球
HASA 赤血球

126：455-474

5）渋谷　温：小児難治性貧血における赤血球膜異常. 臨床血液 2000；41：559-562

6）Shibuya A，Ishii S，*et al.*：A case of childhood Anemia Complicated by a Red Cell Membrone Sugar chain Anomaly with Low Lovels of Sialic Acid. *Hematology* 2001；6：279-286

7）Bird GWG：Erythrocyte polyagglutination.*Clin Lab Sci* 1977；1：443-454

8）Dodge JT，Mitchell C：The preparation and chemical characteristics of hemoglobin-free ghosts of human erythrocytes. *Arch Bio-chem Biophys* 1963；100：119-130

9）Judd WJ：Microbial-associated forms of polyagglutination（T，TK）and aquired（B）. In：Back ML *et al.*（ed.）*Polyagglutination*. AABB，Arlington 1980；23

10）Ashwell G, Morell AG：The role of surface carbohydrates in the hepatic recognition and transport of circulating glycoproteins. *Adv. Enzymol Relat Areas Mol Biol* 1974；41：99-128

11）Shibuya A：Childhood hypoplastic anemia with sugar chain anomaly of red blood cell membranes. *Pediatr Int* 2001；43：597-604

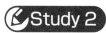 赤血球膜性状の特殊検査法(特殊染色, 生化学的検査, 質量解析)
赤血球膜分析法(東京電機大学理工学部生命理工学系)

## 1. 血液検体の処理, EMA 染色

　患者の血液(ヘパリン凝固阻害)を生理食塩水で 3 倍に希釈し, その 100 μL を DPBS1 mL に加えた. その後, 4℃, 4,000 rpm, 2 分間で遠心し, 上清を除去後, DPBS で再度洗浄した. その赤血球に 500 μL の DPBS を加え, EMA を 0.6 mL 添加し, 4℃, 20 分間反応後, 4℃, 4,000 rpm, 2 分間遠心し, 上清を除去後, 500 μL の DPBS で懸濁し, 得られた赤血球の量に応じて 1.5 μL ～ 3 μL をガラスベースディッシュに添加した. 細胞質側の band3 タンパクの性状を観察する方法として, 200 μL の洗浄赤血球を 4% の paraformaldehyde で 20 分間固定し, 室温で 3%Triton X にて膜を貫通させたあと, Abbiotec 社の抗 band3 抗体にて一昼夜反応させた. FITC label した二次抗体(Bio Rad 社の抗マウス IqG)を反応させ共焦点レザー顕微鏡にて観察した.

## 2. 赤血球の観察

　共焦点レザー顕微鏡(オリンパス社製 FV10i®)で赤血球を倍率 120 倍, 励起波長 TexasRed, LASER POWER 80%, 感度 65% で観察をした. 観察後, 患者 1 名ごとに 2 ～ 3 枚画像を撮り, 断面図を重ねて 1 枚の画像にした.

## 3. 赤血球染色像の解析

　解析は画像解析ソフト ImageJ(NIH 解析 soft)で行った. ImageJ を起動し, 遺伝性球状赤血球症症例患者, ヘモグロビン異常症, 自己免疫性溶血性貧血, 赤血球酵素異常症, サラセミア症例患者の蛍光強度と染色度を測定した. 蛍光強度の測定は赤血球像の細胞膜を含まない部分の辺縁を含む正方形の大きさで測定し, 染色度は赤血球全体が入るよう辺縁の外側を含む正方形での大きさで測定した. 染色画像は患者 1 名につき 2 ～ 3 枚を使用し, 同日または撮影日の近い健常人の解析値を 100 とし, 患者の値を算出した. 赤血球はすべての患者で 30 個計測した. Excel でその平均値と標準偏差を計算した.

## 4. 赤血球膜糖タンパクの分析

### ① 赤血球膜タンパク質可溶化

　Ficoll-Conray 液 2 mL の入った 15 mL チューブに壁面を伝うように血液検体 1 mL を流入し, TOMY 社製 SRX-201® 遠心機で 4℃ 1,500 rpm で 20 分間遠心を行い, 上清を破棄し, 白血球層は別の試験管に保存した. 下層の赤血球層に DPBS を 2 mL になるように加え攪拌したあと, 2 本のエッペンドルフチューブに 1 mL ずつ分注し, TOMY 社製 MX-160® 遠心機で 4℃ 2,000 rpm で 5 分間遠心し上清を破棄した. EDTA 水溶液を用いて赤血球を溶血, 攪拌し TOMY 社製 MX-160® 遠心機で 4℃ 15,000 rpm で 5 分間遠心を行い, 上清を破棄という操作を 3 ～ 4 回繰り返し, 赤血球膜画分に分離した.

### ② N-glycosidase F 処理

　N-glycosidase F 非処理の試料を N(-)として, N-glycosidase F 処理を N(+)として赤血球膜タンパク質に結合している N 型糖鎖を切断した. N-glycosidase に 5×SDS Sample buffer(5%SDS, 312.5 mM Tris-HCl, pH6.8, 25% グリセロール, 5% 2-メルカプトエタノール)を加えた. 一方 N(+)には Reduced denaturation buffer(50 mM NaH₂PO₄/Na₂HPO₄, pH8.0, 0.2%SDS, 1% 2-メルカプトエタノール, 20 mM EDTA)を N(+)の 1/10 量を加えた. N(+)を 95℃, 5 分間熱処理を行い, Reaction buffer(50 mM NaH₂PO₄/Na₂HPO₄ pH7.2, 2%TritonX-100, 20 mM EDTA)を先ほど入れた Reduced denaturation buffer の 1.5 倍量加え, 室温で放置し, その後 N-glycosidase 3 μL を加え, 37℃で 15 分間熱処理したあと, 5×SDS sample Buffer を総量の 1/5 量

加えた．N(-)，N(+) を 95 ℃，5 分間熱処理を行い，超音波処理したあと，TOMY 社製 MX-160® 遠心機で 4 ℃ 12,000 rpm で 3 分間遠心した．

## 5. ポリアクリルアミド電気泳動(sodium dodecyl sulfate polyacrylamide gel electrophoresis：SDS-PAGE)(図 S2-1)[1, 2]

　スペンサー付きガラス板，シリコンゴムガスケット，耳付きガラス板，泳動装置をクリップで固定した．CBB 染色用分離ゲルとして 10％ アクリルアミドゲルを作成した．

　ポリアクリルアミド 3.33 mL，3.02 M Tris-HCl，pH8.4 1.24 mL，10％ SDS 0.1 mL，10％ APS 0.1 mL，MilliQ 水 5.23 mL を 10 mL，western blotting(WB) 用の分離用ゲルとして 8％ アクリルアミドゲル(30％ アクリルアミド 2.86 mL，3.02 M Tris-HCL，pH8.4 1.24 mL，10％ SDS 0.1 mL，10％APS 0.1 mL，MilliQ 水 5.7 mL) 10 mL を調製した．また，濃縮用ゲルとして 4.5％ アクリルアミドゲル(30％ アクリルアミド 0.75 mL，0.5 M Tris-HCl，pH6.8 1.25 mL，10％SDS 50 $\mu$L，10％APS 50 $\mu$L，MilliQH$_2$O 2.95 mL) 5 mL を調製した．日本エイドー社製 E100® もしくはバイオクラフト社製 BE-250® にて分離用ゲルに N,N,N',N'- テトラエチルエチレンジアミン(TEMED)を各 10 mL 加えて up side down し，撹拌したあとガラス板との間のコームの下 2〜3 mL の位置まで流入した．流入した分離用ゲルの液面を平らにするために 2- プロパノール 150 $\mu$L を流入した．分離用ゲルが固まったあとに 2- プロパノールを捨て，MilliQ 水で洗い流し，ろ紙を使って MilliQ 水を全て取り除いた．TEMED を 5 $\mu$L 加えて up side down し，撹拌した濃縮用ゲルをガラス板との間に流入し，コームを差し込んだ．ゲルが固まったあと，シリコンゴムガスケットを外し，SDS 泳動用緩衝液を泳動装置に注ぎ，コームを外してゲルのレーンと下の泡を注射器で取り除いた．ウェルを洗い，試料と既知の分子量が知られているタンパクが入っているマーカーを入れた．電源装置に泳動装置を接続し電源を入れて CC と mA のボタンを押し，電流が 40 mA になるように調節した．泳動終了後，電源を切り SDS 泳動用 Buffer を捨てた．

## 6. Coomassie brilliant blue(CBB)染色

　ゲルを泳動装置からはずして秤量皿に入れて，脱染色液で 15 分間振とうした．脱染色液を捨て，酢酸 700 $\mu$L と CBB 溶液 10 mL を加えてラップをし，15 分間振とうした．酢酸と CBB 溶液を捨て MilliQ 水で洗浄後，脱染色液を入れ 15 分間振とうした．脱染色液を交換し一晩おいた翌日に再度交換し，15 分間振とうした．振とう終了後脱染色液を捨て，MilliQ 水ですすぎ，ゲルをスキャナーで取り込んだ．

## 7. Western Blotting(WB 法)

　ステンレスバットにブロッティングバッファーセミドライを入れ，泳動ゲルより縦横 5 mm ほど大きく切ったろ紙 2 枚，ゲルと同じ大きさのニトロセルロース膜，泳動ゲルを浸し，ブロッティング装置の炭素板に下からろ紙，ニトロセルソース膜，泳動ゲル，ろ紙の順になるように重ね，電源装置は電流が 174 mA になるように調整し，45 分間転写を行った．バイオクラフト社製の転写装置 BE300® にて転写終了後，透明プラスチック容器に入れ，ブロッティング溶液に浸し 30 分間振とうした．ブロッティング溶液を捨て TBS で洗浄後，再度 TBS を入れ 3 分間振とうした．TBS を排出し，ユニパックにニトロセルロース膜と Thermo Fisher Scientific 社の一次抗体として anti Band 3,Mouse-Monoclonal 抗体(B Ⅲ 136) 2 $\mu$L，TBS 500 $\mu$L，ブロッティング溶液 2 $\mu$L を調製して入れ，ニトロセルロース膜上の気泡を抜き，4 ℃で一晩抗体反応を行った．一次抗体に浸したニトロセルロース膜を透明プラスチック容器に移し，Tween20-TBS を加えて 3 分間，3 回洗浄した．その後，ブロッティング溶液 5 mL，二次抗体として Bio-Rad 社の HRP-$\alpha$ 抗 -mouse IgG(抗体) 1.2 $\mu$L を加えて，ニトロセルロース膜を浸し，室温で 2 時間抗体反応を行った．二次抗体溶液を取り除き，Tween20-TBS で 3 分間，3 回洗浄し，TBS で 3 分間洗浄．洗浄し

たニトロセルロース膜に Atto 社の Ez West Blue3 mL を加えて，発色後，ニトロセルロース膜を MilliQ 水
で洗浄し，スキャナーで取り込んだ．

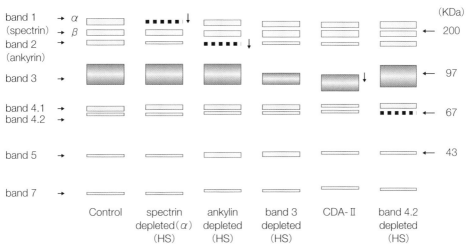

**図 S2-1　SDS-PAGE による赤血球膜タンパク像**
〔渋谷　温：小児溶血性貧血の診断と治療．小児科 2013：54：1919-1929〕

　Massachusetts University 免疫薬理学教室で行った白血球(腫瘍細胞など)の SDS-PAGE による膜分析の方
法を紹介する．
　白血球系細胞として Ficoll Conray による比重遠心法で得られた細胞を $1×10^7$cell/mL に調製し，10 mM
Tris buffer(PH8.1)で撹拌(vortex mixer で 4 ℃，2 分間)した後に遠心 $400^8$ で 5 分間遠心する，さらにこれ
らの上清を 110,000G，4 ℃で 1 時間遠心を 2 回繰り返したあとの沈殿を 10 mM thiothreitol と 20 mM iodo-
acetate でアルキル化し，SDS-PAGE(グラディエントゲル濃度 15%)で 130V で 17 時間移動した．
　主要な白血病細胞膜抗原などは 120 kDa，30~35 KDa，44 kDa 部分にあるので 15% ゲルが適していると
考えられる(**図 S2-2**)[2]．

## 8. マトリックス支援レーザー脱離イオン化飛行時間型質量分析計(matrix assisted laser desorption ionization time-of-flight mass spectrometry：MAL-DI-TOFMS(ブルカー社製Flex Ⅱ®))を用いた質量解析法[3]

### ①ゲル片の切り出しと洗浄
　CBB 染色で得られたゲルを脱染色したあと，MilliQ 水で 10 分間，2 回振とうした．カミソリ刃を用い
て目的のバンド領域を切り出し，約 1 mm キューブ状に切った．これをエッペンドルフチューブに移し，
ゲル片のはいったエッペンドルフチューブに MilliQ 水を注入し 1 分間撹拌した．エッペンドルフチュー
ブ内の MilliQ 水を取り除き，100 mM $NH_4HCO_3$ と，メタノールを1:1 で混合した溶液を調製し 500 $\mu$L 加
え，40 ℃で 1 時間熱処理した．混合溶液を取り除き，MilliQ 水を加え，撹拌したあと MilliQ 水は取り除
いた．MilliQ 水と 100 mM $NH_4HCO_3$ とアセトニトリル(ACN)を 2:1:1 で混合した溶液調製し 500 $\mu$L 加
え，撹拌したあとに 15 分間放置した．混合溶液を取り除き，ゲル片に ACN を加えた．ゲル片が完全に
白色となった時点で ACN を取り除き，高速乾燥機で 5 分間乾燥させた．

### ② Reduction と alkylation とトリプシン処理
　ゲル片に，10 mM DTT 2 $\mu$L と 100 mM $NH_4HCO_3$ 50 $\mu$L と MilliQ 水 150 $\mu$L の混合溶液を調製し 20 $\mu$

Ⅱ
先天性溶血性貧血と後天性溶血性貧血

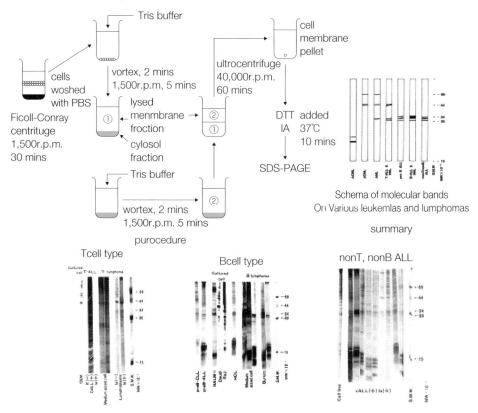

図 S2-2　小児白血病膜タンパク分析像（SDS-PAGE での解析）

赤血球沈殿で赤血球膜分析が可能となるが白血球系の膜分析は比重遠心法で中間の白血球層を採取し，超遠心法での膜ペレットを可溶化して SDS-PAGE にかける．
Tcell type の ALL の白血病膜抗原
Bcell type の ALL の白血病膜抗原
nonT, nonB（early pre B cell）の ALL の白血病膜抗原
Massachusetts University 免疫薬理学教室で行われた方法による，わが国の小児白血病細胞膜の分析
〔渋谷　温：小児白血病，悪性リンパ腫の細胞膜蛋白と膜形質．日児誌 1989；89：1861-1867〕

L 加え，56℃，45 分間熱処理したあと，室温になったら混合溶液を取り除き，110 mM ヨードアセトアミド 100 mL と 100 mM NH₄HCO₃ 50 mL と MilliQ 水に 50 μL の混合溶液を調製し 20 μL 加えた．エッペンドルフチューブをアルミホイルで包み，室温で 30 分間放置した．混合溶液を取り除き，100 mM NH₄HCO₃ 100 μL と ACN 200 μL と MilliQ 水 100 μL の混合溶液を調製し 400 μL 加え，15 分間放置した．この操作を 2 回行ったあと，ACN 20 μL を加えゲル片が白色に変色後，混合溶液を取り除き，ゲル片を高速乾燥機に 3 分間かけ乾燥させた．ゲル片に 100 mM NH₄HCO₃ 35 μL と 5 μg/μL トリプシン 7 μL と MilliQ 水 98 μL の混合溶液を調製し 20 μL 加え，37℃インキュベーター内で一晩放置した．

③ MALDI-TOFMS の試料作製

　ゲル片のはいっているエッペンドルフチューブに 10 μL 以上の溶液がはいっていることを確認したあと，超音波洗浄機を用いて 10 分間超音波処理し，上清を別のエッペンドルフチューブに取った．ゲル片の入ったエッペンドルフチューブに ACN 30 μL と 1%TFA 20 mμL と MilliQ 水 10 μL の混合溶液を調製し 10 μL 加えた．再び 10 分間超音波処理をし，上清を前の上清が入ったエッペンドルフチューブに入

れ，再度ゲル片が入ったエッペンドルフチューブに ACN 30 mL と 3%TFA 20 mL と MilliQ 水 10 mL の混合溶液を 10 μL 加えた．この操作を再度行い，上清を入れたエッペンドルフチューブを試料とした．

④ジップチップ処理

ACN 50 μL，ACN 300 μL，3% TFA 20 μL と MilliQ 水 280 μL の混合溶液を 10 μL，0.1% TFA 10 μL ×2，ACN 21 μL，3% TFA 1 μL と MilliQ 水 8 μL の混合溶液 4 μL と新しいエッペンドルフチューブを準備した．10 μL ピペットマンにジップチップをつけ，ACN を 3 回ピペッティングし，ピペッティングした溶液は廃棄した．次に ACN 300 μL，3% TFA 20 μL と MilliQ 水 280 μL の混合溶液 10 μL で 3 回ピペッティングを行い，さらに 0.1% TFA で 3 回ピペッティングを行った．先ほどの MS の試料作製で得られた試料で 7 回ピペッティングを行った．このピッペティングは試料入りのエッペンドルフチューブから新しいエッペンドルフチューブへと空気を吸わないように 7 回移し変えた．その後 0.1%TFA で 3 回ピッペッティングを行い，さらに ACN 21 μL，3% TFA 1 μL と MilliQ 水 8 μL の混合溶液 4 μL で 10 回ピッペッティングし，最後に残っていた溶液をエッペンドルフチューブ内に吸引しこれを MS に使用する試料とした．

⑤ MALDI-TOF MS に使用する観察プレートの準備

キムワイプ® にアセトンをつけてプレートを軽く拭き専用の金属容器にプレートを入れた．プレートを伝うように 50% メタノールを金属容器から溢れない程度に注入し，超音波洗浄機に入れて 1 〜 3 分間超音波処理を施した．その後，メタノール→ MilliQ 水の順で洗浄，sonic から洗浄までの操作を 3 回行った．軽く水気を払い，裏面のみ拭き取って専用の箱に戻し，箱のふたが半開きになるようにして乾燥させた．

⑥ MALDI-TOF MS での peptide 検出

飽和する量の HCCA を 0.1% TFA：ACN=2：1 の溶液に溶かした．試料 1 μL+HCCA 溶液 4 μL の混合溶液と Peptide Calibration Standard 1 μL+HCCA 溶液 4 μL の混合溶液を各 1 μL プレートにのせた．Bruker Daltnik GmbH 社製検査機器にプレートを入れ，ガス値と Vaccum 値を確認してから測定を開始した．測定で得られたデータを Matrix Science 社の Mascot Search® で Peptide Mass Fingerprint を利用し，データの照合を行った．

📖 文 献

1) 渋谷　温：小児溶血性貧血の診断と治療．小児科 2013；54：1919-1929
2) 渋谷　温：小児白血病，悪性リンパ腫の細胞膜蛋白と膜形質．日児誌 1989；89：1861-1867
3) Yong X. Wu H, *et al*. Enhanced ionization of phosphorylated peptides during MALDI TOF mass spectometry. *Anal Chem* 2004；76：1532-1536

## 🅚 Study 3　これまで経験した自験例と依頼された遺伝性球状赤血球症症例の分析

分析 1　一般検査(末梢血液像，生化学的検査と電気泳動法による赤血球膜分析)による遺伝性球状赤血球症症例

　これまで 1997 ～ 2017 年までに経験した遺伝性球状赤血球症症例は 55 例で，そのうち 2009 年までの 28 例は，一般血液検査として末梢血液像，生化学的検査と電気泳動法による赤血球膜分析を行い，遺伝性球状赤血球症と診断を下した(家族性 19 例，孤発例 9 例).

　ポリアクリルアミド電気泳動(sodium dodecyl sulfate polyacrylamide gel electrophoresis：SDS-PAGE)により得た膜タンパク像をデンシトメトリーで分析を行った結果，遺伝性球状赤血球症例の約 20% に膜タンパクの 1 つである構造タンパク band3 タンパク量が健常人に比し 60 ～ 70% に減少している例がみられた．この band3 タンパク量の減少が強いものほど末梢血ヘモグロビン値が低いという正の相関があり，また脾臓腫大例も多くみられた．ankyrin，spectrin バンド像の減少例も 1 例ずつみられた[1](図 S3-1，2，3).

### 1. Image J を用いた定量的測定による HS 症例

　2010 年から 2017 年までの後期に経験した遺伝性球状赤血球症症例は 27 例(家族例 10 例，孤発例 8 例，その他不明)では，SDS-PAGE による赤血球膜バンド像をアメリカ国立衛生研究所(National Institutes

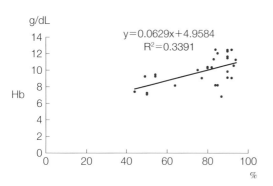

図 S3-1　Hb 値と band3 量(%)の関係(患者／健常人)

p ＜ 0.01

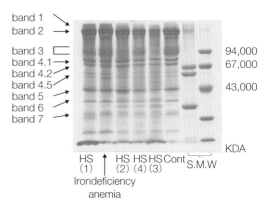

図 S3-2　band3 減少を示す HS の(2)と(4)例

cont：健常人
S. M. W：Standard molecular weight

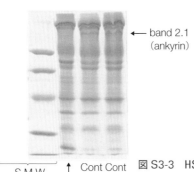

図 S3-3　HS 例での ankyrin 減少例(↑)

cont：健常人
S. M. W：Standard molecular weight

of Health：NIH）の medical soft である Image J を用い定量的測定を行った結果，band3 減少例はやはり 20% 程度にみられた．また，スクリーニング検査として King ら[2] が遺伝性球状赤血球症の診断として用いた EMA を蛍光標識として，その染色度から遺伝性球状赤血球症をほかの溶血性貧血と鑑別する検査として応用した．後述する EMA は，本来わが国の大西ら[3] が報告した赤血球膜での band3 の並進拡散を知るための試薬であったものを利用したともいえる．

　その結果と考察を次項で述べるが，この方法で遺伝性球状赤血球症は 100% の診断率であった．方法は従来から行われていた Flow cytometry 法による

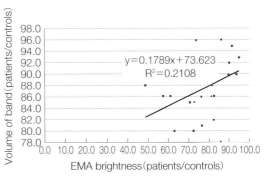

**図 S3-4　EMA 染色度と band3 タンパク量の関係**
〔渋谷　温：遺伝性球状赤血球症を他の溶血性貧血から識別するための鑑別検査．日本小児血液・がん学会雑誌 2016；53：97-104〕

ものではなく，共焦点レザー顕微鏡を利用した．遺伝性血状赤血球症の末梢血中の個々の赤血球の染色度を，Image J を用いて測定し，Flow cytometry 法では不可能な画像の保存が可能となったため，再度観察し定量化できるものとして有用であった（**図 S3-4**）[4]．

## 2.　赤血球の形態的特徴と EMA 染色像からみる脾摘前遺伝性球状赤血球症の分類[5]

　さらに，このうち脾摘前の遺伝性球状赤血球症 16 例で，赤血球の形態的特徴と EMA 染色像から次の 3 つに分類された．Group1 は MCV は 80 〜 85 fL で小型球状赤血球の出現頻度が低く，正常サイズの赤血球も多くを占め，EMA 染色度が 80% 以下（77.7 ± 3.2），band3 タンパク量が 85 〜 86%（85.8 ± 0.4）に減少している群の 4 例．Group2 は MCV70 〜 79 fL で小型球状赤血球が多く，EMA 染色像は 79% 以上（79.8 ± 4.4）で比較的明るく，band3 タンパク量は 80 〜 96%（88.4 ± 4.6）と広く分布している群の 5 例．group3 は MCV が 80 〜 84%fL と軽度に低下するものの小型球状赤血球が目立ち，EMA 染色度は 48 〜 80%（64.1 ± 9）と高度に減少し，band3 タンパク量も 80 〜 87%（83.3 ± 3.1）と高度に減少している群の 7 例である．

　この結果ヘモグロビン値 10.9 g/dL 以下のものや，ヘモグロビン値 11 g/dL 以上でも高ビリルビン血症（6 mg/dL 以上）を合併する 1 例を含む遺伝性球状赤血球症の中〜重症型は，group1 に 2 例，group2 に 3 例，group3 に 5 例の計 10 例で認められ脾摘前遺伝性球状赤血球症の 63% を占めた．この 10 例の中〜重症型遺伝性球状赤血球症は全て EMA 染色度が 48.5 〜 80% の高度減少群で，さらに band3 タンパク量もヒトパルボウイルス感染中の 1 例を除く 5 例（5/16 ≒ 30%）で健常人の 80 〜 82% と高度に減少していた．

　次に EMA 染色度と band3 タンパク量との間には group2 で EMA 染色度が極度に減少していた 1 例（前述のヒトパルボウイルス感染例）を除き，脾摘後の遺伝性球状赤血球症 5 例を加えて相関をみると，EMA 染色度が減少しているものほど band3 タンパク量も減少しているという，正の相関がみられた（y=0.1789x+73.623, p<0.03）．

### 分析 1 の考察（図 S3-5）[6]

　このことから，遺伝性球状赤血球症には heterogeneity があり，subgroup が存在すると考えられる．それぞれ遺伝性球状赤血球症 subgroup について EMA 染色度の減少の原因を考えると，まず第一に EMA 染色度が極度に減少している group3 の遺伝性球状赤血球症例では，細胞内外の band3 タンパク量が減少することによって細胞外ドメインの band3 タンパク量が減少し，高度の EMA 染色度の減少をきたしたと考えられる．次に，EMA 染色度が軽度に減少している遺伝性球状赤血球症例（group1 と group2）では，band3 タンパク量の減少も軽度で，band3 タンパク自体の質的異常による立体的な構造変化と，それらに結合し

ている ankyrin，spectrin の異常もあると考えられる.

一方，中～重症型遺伝性球状赤血球症で脾摘された例では脾摘後の EMA 染色度が軽度に減少していたが，これは細胞外の band3 タンパクの喪失が少なくなったことによると考えられる．また小型赤血球も減少したことは，赤血球膜外の band3 タンパクの喪失が少なくなったことによると考えられる．この現象は，脾摘により脾臓循環中における赤血球膜の損失から解放されたことによると考えられる[7,8].

分析 2

後期 27 例のうち 16 例に関して，Step1 から Step4 までの結果では，Step1 の EMA 染色度は遺伝性球状赤血球症全例で健常人やほかの溶血性貧血に比して軽度から高度に減少していた.

次に Step2 の高速液体クロマトグラフィー（high performance liquid chromatography：HPLC）では，ヘモグロビン A1C（HbA1c）は糖尿病の血糖コントロール検査として応用されている．赤血球膜異常症，サラセミア，自己免疫性溶血性貧血，非溶血性の小球性貧血の鉄欠乏性貧血では正常と同様の波形をみたことで，遺伝性球状赤血球症を他の貧血から鑑別するスクリーニング検査として可能であると考えられた．異常ヘモグロビン症では異常ピーク波がみられ，HbA1c の低下がみられた．遺伝性球状赤血球症やサラセミアでは貧血が強いときや年少児ではヘモグロビン F（HbF）値が軽度上昇した．鉄欠乏性貧血では異常ピークはみられなかった.

SDS-PAGE による赤血球膜タンパク分析では，主要な赤血球膜タンパクの ankyrin，spectrin，それに band3 タンパクをほかの溶血性貧血や健常人と比較すると，特に band3 タンパク量の可視的解析と Image J による定量的解析で，遺伝性球状赤血球症では 5 例に減少を認めたが，検査時期を変えて数回検査すると，その量は 3 例で変動した．その中の遺伝性球状赤血球症の 1 例では，パルボウイルス感染時とその回復期において，脾摘前の検査時期より band3 タンパク量は正常域，減少また正常域と変動した.

一方，band3 タンパクは全例で脾摘前，脾摘後に関係なく N-glycosidase という酵素により糖質が band3 タンパクから分離されるのみならず，band3 タンパクのペプチド結合が解離され，SDS-PAGE 像でのタン

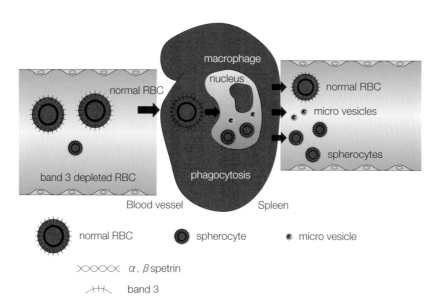

図 S3-5　HS 赤血球の脾臓循環中の小型球状赤血球の破壊と band3 減少赤血球の出現
　　　　（EMA 染色度減少）

〔渋谷　温：小児溶血性貧血の診断と治療．小児科 2013；54：1919-1929〕

パク幅が減少し細い band 像となっていた．このことは，遺伝性球状赤血球症の band3 タンパクの脆弱性か N-glycosidase という酵素に対する過敏性が存在しているためと考えられた．

また，抗 band3 抗体による Western blotting（WB 法）で低分子化した band3 の fragments が証明された．さらに質量解析で band3 領域（97 kDa 部分）への spectrin，ankyrin の低分子化（130 kDa，110 kDa）したものが混入していることも証明された．これらの分解作用は内因性，外因性プロテアーゼによる作用も考えられるため，一部の症例で各種の抗プロテアーゼインヒビターを含有する PIC（protease inhibitor cocktail）（エフ・ホフマン・ラ・ロッシュ社の 50X コンプリートプロテアーゼインヒビターカクテル®）を 5 ml 加えると band3 や spectrin の分解が阻止された例があることから，遺伝性球状赤血球症では膜内因性プロテアーゼが存在することも考えられた．

Speculation として図 S3-6[9] の c に示した．赤血球膜は脂質二重層に囲われている膜内 band3 は ankyrin により spectrin に結合しているが，これらのタンパク遺伝子変異が存在すると band3 タンパク膜内にとどめる結合力が不良となり[10~12]，脾臓循環中に band3 タンパク自体もしくは脂質とともに膜から脱出することが想定される[13]．また band3 タンパクの細胞質側が免疫染色で濃染するのは，spectrin の結合が分断した space から多くの抗体が通過して band3 に結合することも考えられる．一方 band3 自体が脂質内での並行移動や立体構造の変化（conformational change）をおこし表面の band3 の埋没と細胞質側の突出がおこることも考えられる．これらのことはトリプシン消化とアルカリ処理で band3 の立体構造変化を浜﨑ら[14] が報告している．また，band3 の変化は血液型糖鎖にも変化を与えているという．band3 タンパクの遺伝子変異を有した場合の異常は，band3 タンパクを有する尿細管細胞にも発現し，遺伝性球状赤血球症以外のこれらは renal tubular acidosis という疾患が発症することも報告されている．

そのほかの溶血性貧血の不安定ヘモグロビン症，自己免疫性溶血性貧血，β-サラセミア，グルコース-6-リン酸脱水素酵素（G6PD）欠損症，鎌状赤血球症などの，SDS-PAGE 像，EMA 染色像，質量解析の spectrum 像を図 S3-6[9] の b に示した．SDS-PAGE による赤血球膜バンド像には異常なく band3 タンパクの脆弱性もなく，EMA 染色像は健常人と同等かそれ以上に明るく染色され，不安定ヘモグロビン症（hemoglobin pathy Hb sabine）例では封入体が明るく斑点に染色された．

### 分析 3

のちに β-spectrin 遺伝子変異が証明された遺伝性球状赤血球症の一家族の SDS-PAGE 像を CBB 染色と糖鎖染色像で，band3 タンパク量を ImageJ で測定したところ，検査時期により変化していることが判明した．糖鎖染色では家族内でも染色像の違いが判明した．

さらに，ankyrin 遺伝子変異がみられた遺伝性球状赤血球症 2 例での脾摘前後における SDS-PAGE 像質量解析の結果を記した．糖鎖染色のほうが CBB 染色による band3 の SDS-PAGE 上での染色幅が拡大している．

また，CBB 染色では健常人と同じ程度の染色幅があるので，この遺伝性球状赤血球症例では糖鎖が健常人よりむしろ多く存在していると考えられる．この理由の 1 つは脾臓での band3 タンパク上の糖鎖の損失を代償するための negative feed back system で糖鎖合成（ゴルジ体での糖鎖プロセッシング）が赤芽球の細胞内小器官で盛んになっている可能性も考えられる（図 S3-7）．

### 分析 4

ankyrin 遺伝子変異（*ANK1*）のみられた遺伝性球状赤血球症例で脾摘前後の糖鎖染色による糖鎖成分と CBB 染色によるタンパク成分の変化を SDS-PAGE でのバンド像から考察した．本例は ankyrin 遺伝子の変異（*ANK1*）があるため spectrin との結合が減弱し spectrin を巻き添えにして，それぞれの断片が SDS-PAGE 上の band3 領域まで下降してくることがみられ，事実 mass spectrometry でのペプチドの band3 領域への混

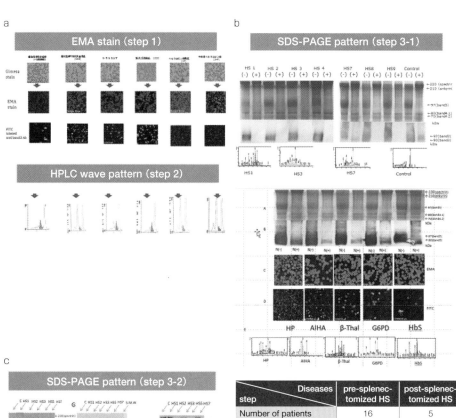

a

**EMA stain (step 1)**

**HPLC wave pattern (step 2)**

b

**SDS-PAGE pattern (step 3-1)**

HP  AIHA  β-Thal  G6PD  HbS

c

**SDS-PAGE pattern (step 3-2)**

**speculation**

Figure4. A model of the reduced eosain-5'-maleimide staining and enhanced binding of the monoclonal antibody to the intracellular epitope of band 3 protein of red blood cells in presplenectomy HS. (A): Precirculation in spleen; (B): postcirculation in spleen.

**Gene analysis**

| step | Diseases | pre-splenec-tomized HS | post-splenec-tomized HS |
|---|---|---|---|
| Number of patients | | 16 | 5 |
| Age/Sex | | 0.1-20yrs F/M=4/12 | 3-24yrs F/M=3/2 |
| Inheritance | | AD：7,S：7 | AD：1,S：4 |
| step1 | Hb(g/dL) | 6.4-11.5 | 12.3-14.5 |
| step1 | peripheral blood picture | microspherocytes MCV < 85fL | |
| step1 | EMA brightness | modarete-severe dimstain | Slightly dim stain |
| step2 | HPLC | normal pattern | |
| step3 | SDS-PAGE figure | depleted in volume of band3, spectrin or ankyrin | almost normal volume of band3 |

図 S3-6　HS とほかの溶血性貧血を鑑別するための step 1 から step 3 までの検査の流れ

a：step 1，step 2
b：step 3-1
c：step 3-2

〔Shibuya A，Kawashima H，*et al.*：Analysis of erythrocyte membrane proteins in patients with hereditary spherocytosis and after types of hemolytic anemia. *Hematology* 2018；23：669-675〕

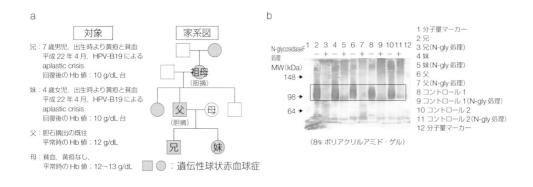

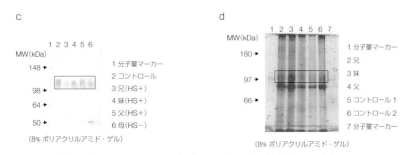

図 S3-7　β-spectrin 遺伝子変異の見られた HS 家系での糖タンパク染色と糖質染色

a：遺伝性球状赤血球症の一家族
b：赤血球膜タンパク質解析（N-glycosidase F 処理）SDS-PAGE 像（WB 法）
c：赤血球膜タンパク質解析 SDS-PACE 像（WB 法）
d：赤血球膜タンパク質解析 SDS-PAGE 像（蛍光糖鎖染色 kit）

入が証明されている．このことから脾摘後の CBB 染色で spectrin の幅が回復し band3 バンド幅も減少している．これは，spectrin の断裂が少なくなり band3 領域への下降が少なくなったためと考えられ mass spectrometry での α，β-spectrin 混入の減少が証明されている[15]．一方，糖質色では脾摘後には spectrin や band3 のバンド幅が減少している．

これは，脾摘後では脾臓循環中にタンパクを保護するための作用が消失し，糖質の産生が少なくなったため本来の産生量になったものと考えられる（図 S3-8）．

### 分析5

さらにもう 1 例（*ANK1* 異常例）を加えた 2 例で，赤血球膜タンパクの ankyrin 遺伝子に異常を有する遺伝性球状赤血球症の脾摘前後の赤血球膜タンパクの分析を行った（図 S3-9，10）．2 例ともに重度の貧血があり頻回の輸血をうけている例である．摘出前の EMA 結合試験，生化学的検査の SDS-PAGE での band3 を示す．mass spectrometry による摘出前後の質量解析の spectrum 像で示す．EMA 結合試験は，摘出前で健常人に比し軽度の暗さ，摘出後でも健常人に比し軽度の暗さであった．SDS-PAGE での膜タンパク量の変化は 2 例とも軽度で，質量解析では摘出前には 2 例ともに band3 タンパク領域に小分子化した spectrin と ankyrin タンパクの断片が多く混入していたが，摘出後は 2 例ともに spectrin 断片の混入は減少した．しかし，ankyrin 断片の混入は摘出前と同程度にみられた．

この 2 例は，ankyrin 遺伝子変異を有し，貧血が強く，また赤血球膜タンパク ankyrin や spectrin に脆弱性があるため脾臓循環中に断裂しやすい溶血をおこし重症化していた．このような症例では早期の脾臓摘出適応となることが望ましいと考えられた．

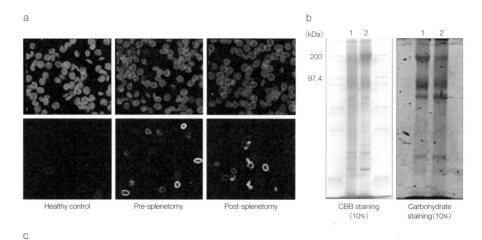

| | Sequence of coverage in band3 area | | | |
|---|---|---|---|---|
| | $\alpha$-spectrin | $\beta$-spectrin | Band 3 | Ankyrin |
| Pre-splenectomy | 32 | 30 | 30 | 20 |
| Post-splenectomy | 19 | 25 | 36 | 20 |

図 S3-8　ankyrin 遺伝子変異(ANK1)を示した HS 例での赤血球膜蛋白と mass spectrometry での解析

a：HS の脾臓摘出前(pre-splenectomy)と摘出後の EMM 染色像(上段は赤血球膜表面，下段は赤血球膜細胞質側の EMA 染色像)

b：HS の脾臓摘出前と脾臓摘出後の CBB 染色と carbohydrate(糖質)染色

c：HS の脾臓摘出前と脾臓摘出後の質量解析による band3 領域における低分子化 $\alpha$-spectrin, $\beta$-spectrin, Ankyrin の混入頻度(sequence of coverage)

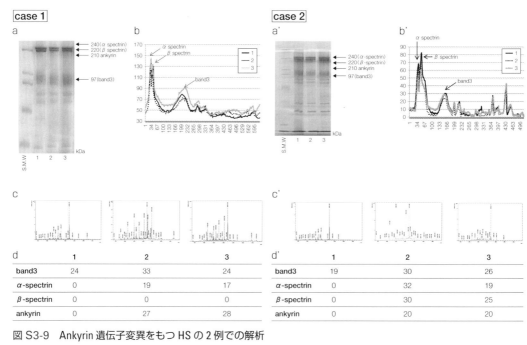

**case 1**

| band3 | 1 | 2 | 3 |
|---|---|---|---|
| band3 | 24 | 33 | 24 |
| $\alpha$-spectrin | 0 | 19 | 17 |
| $\beta$-spectrin | 0 | 0 | 0 |
| ankyrin | 0 | 27 | 28 |

**case 2**

| | 1 | 2 | 3 |
|---|---|---|---|
| band3 | 19 | 30 | 26 |
| $\alpha$-spectrin | 0 | 32 | 19 |
| $\beta$-spectrin | 0 | 30 | 25 |
| ankyrin | 0 | 20 | 20 |

図 S3-9　Ankyrin 遺伝子変異をもつ HS の 2 例での解析

a/a'：SDS-PAGE band pattern　　　1:control　2:pre-splenectomy　3:post-splenectomy(case1)

b/b'：Wave pattern anlysed by Image J

c/c'：Spectrum wave pattern in band3 area

d/d'：sequence of coverage in band3 area

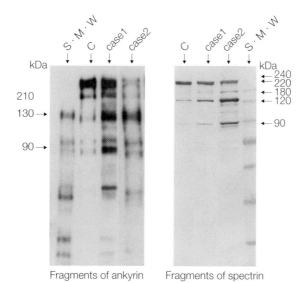

kDa

210
130 →
90 →

S・M・W  C  case1  case2

kDa
240
220
180
120

90 →

C  case1  case2  S・M・W

Fragments of ankyrin　　Fragments of spectrin

図 S3-10　Western blotting in two case with HS(case1 and case2)

C：Control
S・M・W：Standard moleculer weight

Ⅱ

先天性溶血性貧血と後天性溶血性貧血

　Western blotting(WB 法)による ankyrin 抗体でのバンド像は ankyrin の断片が 130 kDa と 90 kDa の部分にみられ，特に図 S3-10 の case2 では本来の 210 kDa の高分子のものが減少していた．また，spectrin 抗体でのバンド像は 90 kDa 部分に spectrin の断片がみられ質量解析でも証明された．
　赤血球膜タンパクの相互結合とそれぞれの膜タンパク遺伝子変異からくる膜破綻について，自験例も含め述べる

　Band3 タンパクは赤血球膜タンパクの 20 ～ 30% を占める糖タンパクで，1 個の赤血球に約 100 万個もついているといわれ，97 kDa の分子量をもつ膜表面に存在する band3 タンパク上には N 結合型糖鎖(N-glycan)が豊富に結合している．また 40% を占める細胞質側ドメインは 40 kDa(1 ～ 360 のアミノ酸残基)と，60% を占める 55 kDa の膜内の C 末端膜貫通ドメイン(1361-911 アミノ酸残基)から構成され，膜貫通は 13 ～ 14 回，膜内の出入りを繰り返している．
　しかも膜内の band3 タンパクは脂質に二重層内に囲まれて(細胞表面は親水性で細胞質側は疎水性)，脂質自体も流動性があるため上下平行移動，並進拡散，側方拡散もみられる．これを知るためにヒト赤血球を FITC maleimide と反応させると band3 は可動成分 40% にみられ，これに ankyrin を加えると回転数は減少し，さらに spectrin を加えるとさらに並進運動は減少するといわれている．これらのことから，band3 タンパクは spectrin と ankyrin により固定されると考えられる．
　一方，band3 タンパクの機能は，陰イオン輸送も担うので，赤血球が毛細血管を通過に要する時間は，安静時で 0.7 秒，運動時で 0.3 秒といわれ，二酸化炭素を運搬するには，この短い時間の間に $Cl^-$ と $HCO_3^-$ の交換を行わなければならない．この機能を行っているのは赤血球膜の band3 タンパクといわれている．この交換輸送の機能は同時モデルと，ピンポンモデルの 2 つのモデルが考えらている．同時モデルは，膜の内側からのイオンと膜の外側からのイオンが同時に輸送タンパクに結合すると高次構造が変化し，それぞれ逆側に放出される．これに対しピンポンモデルでは，内側に開いた構造で内側から 1 個の陰イオンと結合し，それによって外側に開いた構造になって，そのイオンを外側に放出する．次に外側からイオンがつくと内側に開いた構造になりそのイオンは内側に放出される．

このように，band3 タンパクの陰イオン交換輸送体としての機能が欠如した場合，腎尿細管の網状膜にも影響を及ぼす遠位尿細管アシドーシスなどの疾患がみられることが知られている．band3 は赤血球膜タンパクの主要なタンパクで，タンパクの遺伝子変異が存在するのは，遺伝性球状赤血球症と東南アジアに多い，楕円赤血球症の一型とされる東南アジア楕円性赤血球症が知られている．

　band3 のタンパクからみると完全欠損例はみられず，部分欠損で単独か protein4.2 との合併欠損とされている．

　この band3 タンパクを結晶化し構造解析を行う研究も進んでいる．

　一方膜の細胞質側で裏打ちして赤血球自体の伸展と収縮などの変形能を担っているものは，spectrin で，$\alpha$-spectrin と $\beta$-spectrin 鎖の四量体を形成し，ankyrin および band4.1 を介して band3 と結合している．ankyrin は $\beta$ 鎖と band3 の細胞質側にある N 末端と結合し，band4.1 は 2 組の spectrin 鎖の C 末端をつなぎ，その部分に actin 鎖を結合するとともに，その部分をグリコフォリンの細胞質側に連結する．band4.1 は band3 および ankyrin と 3 者で複合体をつくることによって膜構造を強く保持している（第Ⅰ章 -2 図 3 参照）．

## 1. 遺伝子検査（膜タンパクの遺伝子変異）[15]

### ① spectrin 遺伝子変異

　$\alpha$-spectrin 異常では mis-sense 変異 22 種，non-sense 変異 2 種，abnormal splicing 9 種，deletion or insertion 3 種が報告されている．

　$\alpha$.1 domain に mis-sense 変異をきたしているものが大部分で，この部位に $\beta$-spectrin と head-to-head する際に重要部分で spectrin 四量体形式に重大な障害を及ぼしているので，遺伝性楕円赤血球症で重症となることがある．また，二重ヘテロ接合部位では重症の遺伝性楕円赤血球症となる．遺伝性球状赤血球症の表現形をとる場合は，二重ヘテロ接合体では spectrin の量的異常（欠損）を呈したものがあるといわれている．

　$\beta$-spectrin 異常では mis-sense 変異 9 種，non-sense 変異 1 種，abnormal splicing 6 種，frameshift 4 種の報告がある．ankyrin との接合部位に異常があると遺伝性球状赤血球症では貧血も溶血もみられるとする報告もある．

　欧米では，遺伝性球状赤血球症では spectrin 単独欠損型や spectrin ＋ ankyrin 複合欠損型が多いとされているが，また ankyrin 変異も 50 〜 60％と多いことが報告されている．ほかの膜タンパクとの結合部位 actin binding domain と関連性を示唆するものがあるが，後述する自験例の解析（本章 -1 Study4 図 S4-1 参照）では，spectrin の遺伝子変異の ankyrin との結合部位に変異があると貧血の程度に差がみられた．これは臨床像と関連性があるものと考えられる．

### ② ankyrin 遺伝子変異[16]

　membrane domain, spectrin binding domain, regulatory domain などに異常があることが知られ，それぞれに 13 種，5 種，6 種前後の報告がある．別の分類でもまた promoter 変異 4 種，mis-sense 変異 9 種，non-sense 変異 13 種，abnormal splicing 10 種，frameshift 27 種の報告がある．

### ③ band3 遺伝子変異

　band3 の遺伝子として *SLC4A1* の変異は世界で 100 種が報告され，mis-sense 変異 51 種，non-sense 変異 7 種，insertion and deletion 変異 29 種，splicing 変異 12 種，promoter 領域の 1 塩基置換 1 種とされている．遺伝性球状赤血球症では 84 種で，mis-sense 変異 36 種，non-sense 変異 8 種，frameshift を伴う塩基欠失，挿入 2 種，異常 splicing 変異 13 種，promotor 領域の 1 塩基置換 1 種との報告がある．日本では 24 種報告されている．

### ④グリコホリン異常症の遺伝子変異

　グリコホリン A は Rh core complex や ankyrin，band3 との complex として膜に存在する．

1)GPA 欠損型および En(a⁻)型で MN 抗原欠失

　GYPA の exon2－7 の欠失と GYPB の exon1 の欠失がある

　その他　GPC，GPD 欠失型がある.

2)ハイブリッド型　(ハイブリッド遺伝子に由来している)

　GP(A-B)変異型である En(a⁻)UK

　GYPA の 5' 末端と GYPB の 3' 末端とのハイブリッド GPA の M 抗原と GPB の S または S 抗原を表出している.

⑤ protein 4.1 異常症(P4.1)

P4.1 は spectrin や actin などとともに赤血球の安定性と弾力性を保つ

P4.1 Algeria は exon4 を含む 318nt の欠失

P4.1 Annecy は exon4 を含む 70 kb の欠失

P4.1 Troyes は exon2,4 を含む 50 kb の欠失

P4.1 Madrid は開始コドンの mis-sense 変異(ATG → AGG：MIR)

P4.1 Lile は開始コドンの mis-sense 変異(ATG → ACG：MIT)

⑥ protein 4.2 欠損症

遺伝子座は 15q15.2 になり EPB4.2 と呼ばれる.

non-sense 変異　Fukuoka(TGG → TGA)

mis-sense 変異　Nippon(GCT → ACT：A142 T)

　　　　　　　　Komatsu(GAT → TAT：D174Y)

　　　　　　　　Shiga(CGC → TGC：R37C)

　遺伝性楕円赤血球症の遺伝子変異では，α -spectrin(*SPTA1*)，β -spectrin(*SPTB1*)，ankyrin(*ANK-1*)，α -adducin(*ADD'A*)，β -adducin(*ADDB*)，band3(*SLC4A1*)などの異常がある.

📖 文　献

1) 大野敦子，渋谷　温：遺伝性球状赤血球症の臨床的重症度と予後を評価するための赤血球膜蛋白の解析. 日小血会誌 2004；18：140-145

2) King MJ, Jepson MA, *et al.*：Detection of hereditary pyropoikilocytosis by the eosin-5'-maleimide (EMA) binding test is attributable to a marked reduction in EMA reactive transmembrane proteins. *Int J Lab Hematol* 2011；33：205-211

3) 水上茂樹：赤血球の生化学 第 2 版，東京大学出版会，1993；115-116

4) 渋谷　温：遺伝性球状赤血球症を他の溶血性貧血から識別するための鑑別検査. 日本小児血症・がん学会雑誌 2016；53：97-104

5) 渋谷　温：小児白血球病，悪性リンパ腫の細胞膜蛋白と膜形質. 日児誌 1989；89：1861-1867

6) 渋谷　温：小児溶血性貧血の診断と治療. 小児科 2013；54：1919-1929

7) Smythe J, Spring FA, *et al.*：Monoclonal antibodies recognizing epitopes on the extracellular face and intracellular N-terminus of the human erythrocyte anion transporter (band3) and their applicatioin to the analysis of South East Asian ovalocytes. *Blood* 1995；85：2929-2936

8) 和田秀雄，末盛普一郎，他：遺伝性球状赤血球症の原因としての band3 異常症. 臨血 2015；56：837-845

9) Shibuya A, Kawashima H, *et al.*：Analysis of erythrocyte membrone proteins in patients with hereditary spherocytosis and after types of hemolytic anema. *Hematology* 2018；23：669-675

10) Lux SE, Palek J：Disorders of the red cell membrance. In：Handin RL, Lux SE, Stossel TP, EDS. Blood Principles and Practice of Hematology. Second Edition. Philadelphia, PA：*Lippincott Williams* 2002；1709-1858.

11) 中西秀和，和田秀穂：Ankyrin 異常症－新領域別症候群シリーズ 血液症候群 I 第 2 版，日本臨牀社，2013；198-204

12) Palek J, Jarolim P：Clinical expression and laboratory detection of red blood cell membrane protein mutation. *Semin Hematology* 1993；30：249-283

13) Eber S, Lux SE:Hereditary spherocytosis-defects in proteins that connect the membrane skeleton to the lipid bilayer. *Semin Hematol* 2004；41：118-141

14) Hamasaki N, Okubo K：Band3 protein physiolosy, funtion and structure. *Cell M loBiol* 1996；42：1025-1039

15) Yawata Y, Kanzaki A, *et al.*：Hereditary red cell membrane disorders in Japan: Their genotypic and phenotypic features in 1014 cases studies *Semin Hematol* 2001；6：399-422

16) Nakanishi H, Kanzaki A, *et al.*：Ankyrin gene mutations in Japanese patients with hereditary spherocytosis. *Int J Hematol* 2001；73：54-63

## ✔ Study 4  膜タンパクの遺伝子変異がみられた5例での臨床像と膜タンパク分析(生化学的解析, 質量解析)

遺伝性球状赤血球症例での赤血球膜遺伝子変異と, 免疫生化学と臨床像の関連を検討した遺伝子検査が5例に施行され, そのうち3例がspectrin遺伝子変異で, 2例がankyrin遺伝子変異であった. spectrin遺伝子変異の3例は次の case1, 2, 3 である.

### case1

1例目は年長の男子で, 黄疸症状(眼球結膜黄染)がみられ, 血清ビリルビン値6 mg/dL以上が続いており, 貧血はごく軽度(ヘモグロビン値11.5～12.0 g/dL)であったが, 小型球状赤血球が多数を占めEMA染色度は80～85%(健常人比)で中等度の減弱がみられ, 遺伝性球状赤血球症と考えられた. 家族の承諾を受けたあとに行った遺伝子検査では, spectrin遺伝子変異(*SPTB*, frameshift deletion C 4149-50 ins G. P.R1384Afsx7 heterozygote state)であった. これは, spectrin分節の終末部の変異で, しかもankyrinとの接合部位ではなかったので, Western Blotting(WB法)でankyrinの220 kDaと210 kDaのバンドがみられ健常人とほぼ同等のバンド像を呈したことで, 貧血も軽度であったと考えられた.

### case2

2例目はヒトパルボウィルス感染後に遺伝性球状赤血球症と診断された初診時8歳の女子で, ヘモグロビン値は10～11 g/dLを維持していたが, 黄疸症状(眼球結膜黄染)があり血清ビリルビン値も4 mg/dLと低く, 感染時には貧血(ヘモグロビン値10 g/dL程度)と胆石が出現していたため, 14歳時に脾摘と胆摘が施行された. その後貧血は改善されたものの, 家族と本人の承諾を得て遺伝子検査を行った. 脾摘後のEMA染色では軽度の減少(健常人比90%程度)であった. このspectrinの遺伝子変異(*SPTB*, missense mutation C.5455G>T.P.E 1819X herozygote state), ankyrinとの接合部位より前方の第11分節にあった. 貧血は軽～中等度となり, spectrin量も減少しているが, WB法で高分子のankyrinの一部残存が認められた. spectrinの量的減少はあったものの, その分子量は246 kDaであった. 低分子量のankyrinとspectrinが結合したバンド像が130 kDa部分に検出された.

### case3

3例目は, ヒトパルボウィルス感染後に遺伝性球状赤血球症と診断された初診時3歳男子であった. EMA染色度は初期より中等度に減少(健常人の80～86%)していた. ポリアクリルアミド電気泳動(Sodium dodecyl sulfate polyacrylamide gel electrophoresis:SDS-PAGE)によるband3タンパク量は減少, 回復を繰り返していたが, 肝腫大と中等度の貧血(ヘモグロビン値9～10 g/dL)が継続することもあり[1]脾摘に至った. 脾摘後の遺伝子検査でspectrinの異常が判明した(*SPTB*, Frameshift C.2407 del G.P.E803S fs 16X). これはβ-spectrinの第5分節に変異があり, 第14～17分節にあるankyrinとの結合が消失するため, spectrinの分子量が減少し94 kDa部分のバンド像とankyrin断片もみられた. WB法で220 kDaと210 kDaのankyrin遺伝子がspectrinとともに結合し, 160 kDaにまで下降したバンド像がみられた. よって, この症例では, ほかの2例に比し貧血が強く出現したものと考えられる(本章-1 Study3 の 分析3 で述べた一家族の兄例).

### case4

3歳6か月男子. 生直後より黄疸が持続し光線療法をうけたが, 輸血も頻回になり, しかも脾腫大と黄疸も持続してきたので3歳時に脾摘を行った. EMA染色は数回の検査で減少や回復もみられたが, 継続して健常人に比し84～86%程度であった.

46

## case5

　3歳4か月男子. case4 のように生直後より黄疸が強く光線療法をうけたが, 輸血も必要となった. 生後8か月の時点でヒトパルボウイルスに感染したことによりさらに輸血が頻回となった. EMA染色度も減少し, 脾腫大や黄疸も増強してきたため, 3歳になった時点で脾臓摘出を行った. その後回復し, EMA解像度は健常人に比し84〜86%程度であった.

　このように, ankyrin遺伝子(ANK1)の変異が確認された2例では, spectrin遺伝子(STPB)変異のみられた3例とは臨床的, 血液学的な差異がみられた. ankyrin遺伝子変異例の2例(case4 と case5 )ではいずれも新生児期に貧血が強く輸血も頻回となり, また光線療法もうけたことから黄疸症状も強くみられていた.

　この2例の初回のEMA染色度は, いずれも健常人に比し低下(80〜86%)していたが, その後2〜3回のEMA染色度は86%以上になることもあった. band3タンパク量も減少している時期や回復し健常人に近い量を示す変動がみられた.

　頻回の輸血と遺伝子変異が証明されたため, case4 と case5 のankyrin遺伝子変異症例は3歳時に脾摘され, その後, 貧血は回復している.

　 case5 では, 貧血が頻回で, しかも黄疸や脾腫大もきたしているため, 3歳時に脾摘をうけた. 脾摘後は若干のband3タンパク量の回復がみられ, ヘモグロビン値では12〜12.5 g/dLを維持している. 肺炎球菌感染症の予防としてニューモバックスワクチンを脾摘1〜2週前に行って1年間のペニシリンの予防投与が行われている.

　質量解析では, SPTB変異例の3例ではband3領域(95〜100 kDa)部分にβ-spectrinやankyrinのペプチドが検出された. 一方ANK1変異例の2例でもband3領域部分にα, β-spectrinやankyrinのペプチドが検出された.

　これまでのβ-spectrin遺伝子変異の報告をみると, 遺伝性球状赤血球症をきたすβ-spectrin変異は27種で, mis-sense変異8種, 欠失, 挿入によるframeshiftが10種であった. その分節は, 第1〜17分節まであり, 第14〜15分節はankyrinとの接合部位であるため, この部分に変異があると膜の安定性が減弱し溶血に至る. 第17分節では種々の変異がみられるが, この異常が存在しても貧血は軽度である. そのほかの変異例は第2分節で1例, 第3分節で2例, 第4分節で3例, 第5分節で2例, 第7分節で3例, 第8分節, 第9分節で1例ずつ, 第10分節で2例, 第12, 第13分節で1例ずつ, 第14分節で2例, 第15分節ではなく, 第16分節で2例, 第17分節以降は21例がある. mis-sense変異, abnormal splicing, frameshiftではdeletionのあるもの, ないものなどが報告されている. よって変異の場所が, 本報告の case1 では分節の終末部, case2 では11分節であり, ankyrinとの結合部ではなかったため貧血は軽度であったが, case3 では5分節の変異であり, ankyrinの結合部が消失したため貧血が中程度に出現したと考えられた.

　一方, 抗ankyrin抗体(Santa Cruz Biotechnology社のマウス抗ヒトアンキリン抗体)を用いたWB法では, ankyrin遺伝子(ANK1)変異例の case4 では200 kDaのankyrin分子が低分子化し180 kDa, 130 kDa部位にみられ, また, case5 ではankyrin切断点がband3との接合部でなく, band3がankyrinからの結合から離れ膜外に脱出したためband3量が少なくなったことも想定される. そして210 kDaのankyrin分子が低分子化して130 kDa部分と90 kDa部分にバンド像, 次に抗β-spectrin抗体(Santa Cruz Biotechnology社のマウス抗ヒトβ-スペクトリン抗体)を用いたWB法(ankyrinとβ-spectrinのいずれも二次抗体としてBio-Rad社のHRP標識ヤギ抗マウスIgG抗体を用いた)での反応バンド像は, spectrin遺伝子変異例とankyrin遺伝子変異例では, バンド像には大きな差異はみられなかった.

　以上から, spectrin遺伝子変異例はankyrinを巻き込み膜崩壊に至り, 一方ankyrin遺伝子変異例はタン

パク自体が分解し低分子化して膜の安定化が失われ，溶血し貧血に至ることが判明した．このことから遺伝子検査の変異部位は免疫生化学的手法によってもある程度予想できる可能性が示唆された（ case4 と case5 は脾摘前後での SDS-PAGE 像と WB 法での ankyrin，spectrin の fragments の分析，質量解析での spectrum pattern，peptide の sequence coverage を示した）（表 S4-1，2，図 S4-1 ～ 5）．

表 S4-1　Sequence of coverage in band3 area（%）

| case | | band3 | α-spectrin | β-spectrin | ankyrin |
|---|---|---|---|---|---|
| spectrin 遺伝子変異 *SPTB* | 1 | 19 | - | 19 | ± |
| | 2 | 23 | - | ± | 18 |
| | 3 | 30 | - | 19 | 27 |
| ankyrin 遺伝子変異 *ANK1* | 4 | 30 | 19 | - | 27 |
| | 5 | 30 | 32 | 30 | 26 |

Mass spectrometry 分析

表 S4-2　遺伝性球状赤血球症例の spectrin（ case1, 2, 3 ）と ankyrin（ case4, 5 ）遺伝子異常の比較

| | ヘモグロビン値 | (g/dL) | EMA 染色度 | Band3 | 間接ビリルビン値 | 脾腫大 | 胆石 | 遺伝子変異 |
|---|---|---|---|---|---|---|---|---|
| case | 最低値 | 回復時 | 健常人比 | 健常人比 | g/dL | cm | | |
| 1 | 11.5 | | 暗い | 正常 | 5.8 | 3 | - | *SPTB* |
| | | | 84% | 88% | | | | |
| 2 | 10.0 | 12.4 | 軽度暗 | 正常 | 5.2 | 2 | + | *SPTB* |
| | | | 86% | 96% | | | | |
| 3 | 6.8 | 12.5 | 軽度暗 | 減少 | 3.0 | 3 | + | *SPTB* |
| | | | 86% | 86% | | | | |
| 4 | 6.8 | 12.0 | 暗い | 減少 | 2.8 | 2 | - | *ANK1* |
| | | | 84% | 84% | | | | |
| 5 | 6.8 | 11.0 | 暗い | 減少 | 2.4 | 2 | - | *ANK1* |
| | | | 84% | 84% | | | | |

臨床血液学的特徴

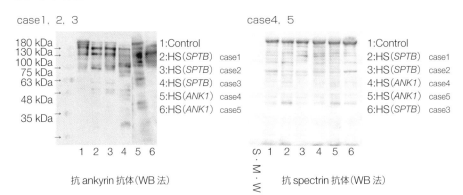

図 S4-1　Western Blotting（WB 法）による遺伝性球状赤血球症の ankyrin 遺伝子変異例と spectrin 遺伝子変異例での赤血球膜の低分子化断片の解析

case1，2，3：抗 ankyrin 抗体（WB 法）
case4，5：抗 spectrin 抗体（WB 法）
ankyrin 遺伝子変異例（case1 ～ 3）と spectrin 遺伝子変異例（case4 と case5）での WB 法による ankyrin，spectrin の分解タンパク band 像がみられる．

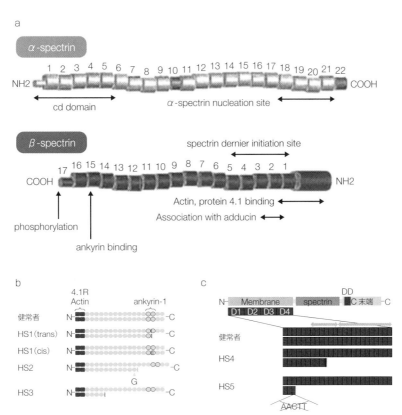

**図 S4-2　HS 例でのβ-spectrin 遺伝子変異，ankyrin 遺伝子変異部位**

a： α， β-spectrin 遺伝子
b： spectrin 遺伝子変異例の切断点
c： ankyrin 遺伝子変異例の切断点

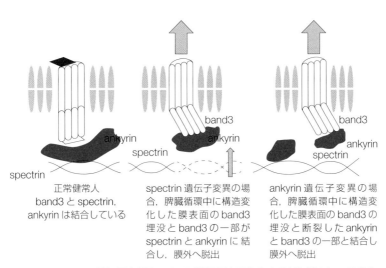

**図 S4-3　spectrin 遺伝子変異か ankyrin 遺伝子変異を有する HS 例の band3 喪失メカニズム**

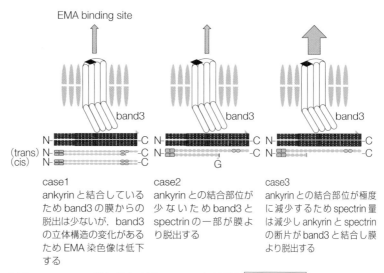

図 S4-4　spectrin 遺伝子変異例の band3 喪失機構（ case1, 2, 3 ）

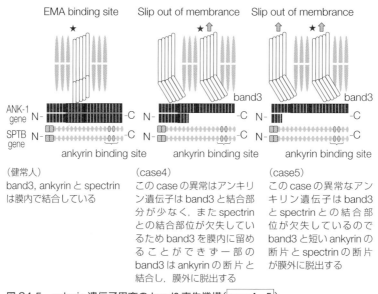

図 S4-5　ankyrin 遺伝子異変の band3 喪失機構（ case4, 5 ）

## 1. 本章 -1 Study3 の 分析 1 から 分析 4 までの解析から考察できる遺伝性球状赤血球症の赤血球膜性状の特徴

①遺伝性球状赤血球症例の SDS-PAGE と EMA 染色でわかる膜タンパクの特徴

1）band3 タンパクの量的異常がみられ量が少ないものほど EMA 染色がより暗く染色され，またヘモグロビン値も低いという相関性がみられた．

2）band3 タンパク量の減少はなく EMA 染色が軽度暗く染色されるものの，ヘモグロビン値が高度に低下しているものがみられた．一方脾摘例では EMA 染色はごく軽度に暗く染色された．

3)1)と2)の遺伝性球状赤血球症例で共通してみられたものは，band3 タンパク細胞質内の band3 抗体での染色で，濃厚なリング状に染色された．

4)1)～3)の結果からは，遺伝性球状赤血球症の赤血球膜タンパクは細胞表面上と細胞質側のそれぞれ脾臓通過中に立体構造上の変化がみられ，抗体に反応するエピトープの変動があった可能性があると考えられる．

②質量解析と遺伝子解析を加えてわかる遺伝性球状赤血球症の膜タンパクの特徴

1)さらに脾摘前の遺伝性球状赤血球症例では，SDS-PAGE 像で band3 部分に spectrin にペプチドが多く混入していることが質量解析を MALDI-TOFMS による解析で判明した．赤血球が脾臓通過中に各膜タンパクの切断などが生じていることも推察される．

2)遺伝性球状赤血球症の band3 タンパクは N-glycosidase により分解しやすい性質を有して，アミノ酸のペプチド結合が強く影響をうけているものと考えられる．

3)EMA 染色に影響をあたえる band3 タンパクの量的，質的異常は，赤血球膜タンパクの spectrin，ankyrin の量的，質的異常が関与した結果，band3 タンパクの一部が膜外へ脱出し EMA 染色が減少したことでおこると考えられる[2]．

4)ankyrin の質的異常として，その遺伝子異常(*ANK*-1)を伴う例は幼少時早期より貧血が高度で頻回の輸血を要するので，3 歳前後での脾摘が適応と考えられる．

5)spectrin の質的異常として，遺伝子異常(*SPTB*)を伴う例は中等度から軽度であるが，高度の黄疸を伴い胆石症を合併しやすいので，貧血の進行がない場合でも胆石の合併を注意深く観察し，胆嚢摘出の時期に脾摘の適応も考えられる．

6)band3 タンパク量の減少例は全遺伝性球状赤血球症の 20% と頻度は少ないが，貧血が高度で輸血が必要となる例は脾摘が必要となると考えられる．

ただし，band3 タンパクは SDS-PAGE でみる限り，その量的変化がみられ，ankyrin や spectrin の異常と連携していると考えられる[3]．

## 2. 遺伝性球状赤血球症の膜解析からみた赤血球破壊と溶血機序の考察

遺伝性球状赤血球症の病態を解析した前期 1990 年代の 27 例では(本章 -1 Study3 参照)，臨床像(貧血，黄疸)，生化学的検査(間接ビリルビン値，血清 LDH(isozyme Ⅱ))の上昇や血清ハプトグロビン値の低下を確認し，末梢血液像では球状赤血球や網赤血球増加など溶血を示唆する所見，赤血球食塩水抵抗試験の減弱所見，それに赤血球膜を SDS-PAGE にてそのバンド像を分析したことにより，貧血(ヘモグロビン値で見た場合)と band3 との正の相関や脾臓，腫大例では貧血が強い，などの所見を参考にして脾摘を決定してきた．それまでの遺伝性球状赤血球症の治療は脾摘とされており，種々の遺伝性球状赤血球症における適応基準(第Ⅲ章 -1 参照)を参考にして著者も脾摘を行ってきた[3, 4]．

その後，後期の 28 例については EMA 結合試験を取り入れた．また SDS-PAGE での spectrin, ankyrin, band3 などの膜タンパクに対する抗体での WB 法により遺伝性球状赤血球症で多くみられた spectrin, ankyrin, band3 などの断片を同定した．また SDS-PAGE により得られた上記の 3 つの膜タンパク(本章 -1 ⓒで後述する不安定性ヘモグロビン症や β -thalassemia 症例では，抗 α - グロビン( α -globin)や抗 β - グロビン( β -globin)と反応する band)から切り出し MALDI-TOFMS によってタンパク断片のペプチドを検出することができた．

後期の 28 例から特に 16 例について，先述した検査からほとんどの症例で EMA 染色度は減少し，N-glycosidase などの酵素は band3 タンパクから糖質を分離するのみでなく，タンパク自体のペプチド結合にまで健常人のそれらより強く影響をうけ，分解しやすいものと考えられた．遺伝性球状赤血球症の band3 タンパク自体の構造異常を示唆するものであった．この band3 の脂質二重層内では並行移動した

り，流動性があることはロドプシンに先の EMA を結合させた実験でも知られている．またこれに，ankyrin や spectrin を注入すると，その流動性は固定化されることも知られており，これらの変化が遺伝性球状赤血球症の赤血球膜内でおこっている可能性が示唆され，ankyrin や spectrin の異常が band3 にまで影響を及ぼし，band3 自体の異常にさらに拍車をかけていることも考えられる．band3 の膜内での構造変化は conformational change とも呼ばれる現象として考えられる．EMA 染色を遺伝性球状赤血球症の赤血球膜内での Triton X などの処置により，赤血球膜に侵入した FITC label band3 抗体での染色で遺伝性球状赤血球症では厚いリング状，健常人やほかの溶血性貧血例では細いリング状に染色されたことは，遺伝性球状赤血球症の赤血球膜表面の band3 が脾臓通過中に剝離されたか，上記の conformational change で赤血球膜内，つまり細胞質側で厚くなっている可能性が示唆された．

　さらに ankyrin 遺伝子を示した遺伝性球状赤血球症の 2 例（case4, 5）において，脾摘前の EMA 染色で暗く染色されたものが脾摘後では若干明るくなったこと，脾摘前に多くみられた ankyrin の断片の band3 タンパク領域への混入量が脾摘後に減少し，ankyrin 遺伝子変異によって ankyrin タンパク自体の脆弱性により崩壊しやすくなっていた赤血球が，脾摘により赤血球自体を圧迫する脾臓が消失したため，赤血球が崩壊せずに体内を循環したこと，以上から貧血から脱出できたものと考えられる．

　一方，spectrin 遺伝子変異の 3 例（case1, 2, 3）では貧血の程度は軽く，また，$\beta$-spectrin 遺伝子変異であったため，一方の $\alpha$-spectrin が代償的に膜安定性機能に寄与していたかもしれないが，SPTB 変異部位が近位で ankyrin との接合部位であると，貧血はほかの 2 例（case4, 5）に比し中等度（ヘモグロビン値 9~11 g/dL）になり，また黄疸，胆石も出現するという臨床的差異がみられた．これらの遺伝性球状赤血球症例では貧血の強い ankyrin 遺伝子変異例では WB 法と質量解析で spectrin の断片化と ankyrin の断片化が多くみられた．

　このような所見から，遺伝性球状赤血球症では EMA 染色や SDS-PAGE での band3 タンパク量の減少が pectrin や ankyrin 遺伝子の変異による band3 の結合不良をおこし，一部の band3 が細胞膜外に遊離すると考えられる．しかし，これは band3 タンパクの構造の変化でもあると考えられる．

　最近 band3 タンパクの結晶化に成功し，その三次元構造が既知の CIC 型塩基イオンチャネルと類似構造としての V 字型上下逆向き繰り返し構造が存在していることが判明したとしている[5]．

　よってこれらのタンパクを規定している SLC4A1 の変異があれば，塩基イオンの交換が不良である尿細管性アシドーシスをきたす疾患に至ることも考えられる．塩基イオンの交換のため常に band3 膜タンパク自身のタンパク立体構造が変化していることと，これに結合している ankyrin や spectrin などの膜タンパクの異常がみられる遺伝性球状赤血球症や遺伝性楕円赤血球症では，健常人に比し，より赤血球膜が不安定になり赤血球が破壊しやすくなることも推定される．

📖 文　献

1) Shibuya A, Kawashima H, *et al.*：Analysis of erythrocyte membrane proteins in patients with hereditary spherocytosis and after type of hemolytic anemia. *Hematology* 2018；23:669-675
2) Nakanishi H, Kanzaki A, *et al.*：Ankyrin gene mutations in Japanese patients with hereditary spherocytosis. *Int J Hematol* 2001；73：54-63
3) 渋谷　温：先天性溶血性貧血．小児科診療 2009；72：321-328
4) Bolton-Maggs PH, Stevens.R.F.Dodd NJ, *et al.*：Guidelines for the diagnosis and management of hereditary spherocytosis. *Br J Haematol* 2004；126：455-474
5) Takatoshi A, Takami K, *et al.*：Crystal structure of the anion exchanger domain of human erythrocyte band 3. science 2015；350：680-684［http://dx.doi.org/10.1126/science.aaa4335］

## b　赤血球酵素異常症 (図1)[1]

### 💡 POINT

- ▶ 遺伝学的要因が強いため新生児期より発症する例もあるが，生後種々の感染症や薬剤の投与により溶血性貧血をきたすものもある．
- ▶ G6PD 欠損症やメトヘモグロビン血症では薬剤により溶血症状などをおこすことがある．
- ▶ 赤血球内酵素活性，病型や遺伝子変異の程度と臨床像に相関関係がみられる．

#### • 病態

　赤血球酵素異常症はその臨床像と病態から溶血性貧血の一型として分類されている．その病態は，循環血液中の赤血球破壊の溶血による黄疸をきたす貧血がみられることである．本異常症は遺伝的要因が強いため貧血の程度はその遺伝的背景により，強い貧血の場合から軽く日常的には貧血症状がみられないものまであり，また潜在的に貧血がありながら症状が軽いものでも感染症や，特殊な薬剤服用が誘因となり溶血が発作的に出現し，貧血の増強がみられることがある．

#### ▶ 診断と検査

　末梢血液像で赤血球平均容積(MCV)80~140 fL で正球性～大球性の貧血，網状赤血球増加(3% 以上)がある．形態学的特徴は非球状赤血球で小型・奇形赤血球は少ない．酵素活性の測定，遺伝子検査にて病型が決定される[2,3]．

#### ▶ 代謝回路による分類

　赤血球酵素異常症は，赤血球内にある赤血球の寿命を維持するために必要な代謝酵素の異常がありそれぞれの代謝回路に従い分類すると，解糖系，Rapoport Luebering 回路系，五炭糖リン酸回路およびグルタチオン代謝系，ヌクレオチド代謝系の酵素異常などがある．

### 1) 解糖系(Embden-Meyerhof pathway : E-M 解糖系)の酵素異常

　赤血球はその形態と寿命を保つため供給源を糖質とするアデノシリン三リン酸(ATP)をエネルギー源としている．赤血球の E-M 解糖系による代謝では糖が 90% 使用されるので，この系で働く酵素の活性が低下すれば産生される ATP が著減し，赤血球膜とカルシウム結合がおこり膜性質が変化し赤血球内の $K^+$ が流出する．その表面が凸凹の discocyte となり，これが脾を通過するときに脾中の網内系細胞に捕捉され溶血する．

### 2) Rapoport-Luebering 回路系の異常

　解糖系から分岐する Rapoport-Luebering 回路で異常をきたすジホスホグリセリン酸ムターゼ(diphosphoglycerate mutase deficiency: DPGM) 異常症は臨床的には赤血球増多症をきたす．1) と 2) の異常症の分類(種類)では以下の 8 種類がある．

　a. ヘキソナーゼ(HK) 欠損症，b. グルコースリン酸イソメラーゼ(GPI) 欠損症，c. ホスホグリセリン酸キナーゼ(PGK) 欠損症，d. ピルビン酸キナーゼ(PK) 欠損症，e. ホスホフルクトキナーゼ(PFK) 欠損症，f. アルドラーゼ(ALD) 欠損症，g. トリオースリン酸イソメラーゼ(TPI) 欠乏症，h. 2,3- ジホスホグリセリン酸ムターゼ(DPGM) 欠損症．遺伝形式では，a ～ g までは AR で h は x である．

　また，a，b，d は赤血球のみの異常症で，e は精神神経症状(筋疲労と運動時のけいれん)，f は精神遅滞，小奇形，g は進行性神経筋症状，白血球機能異常で幼少時に死亡することが多い，c は精神神経症状などの多臓器症状を呈しているものがある．

　本酵素異常症で頻度が高いのはピルビン酸キナーゼ欠損症である．PK は E-M 解糖系の最終段階で働く酵素であり，2 ホスホエノールピルビン酸をピルビン酸に変換する反応を触媒する．ピルビン酸キナーゼ欠損症は常染色体劣性で，PK の欠乏は赤血球に限られており，ほかの細胞は別の遺伝子からつくられる第 2 の PK をもっている．ホモ接合体のピルビン酸キナーゼ欠損症では慢性溶血性貧血が主要臨床像で，幼児期か学童期に貧血や黄疸がある．また，新生児溶血性貧血をきたしたり，ある種のウイルス感染で造血低形成発作(aplastic crisis)をきたすこともある．重篤な欠乏例では脾摘で軽快することがあるが軽症例では勧められない．

　1960 年代には 2.3-DPG を伴う溶血性貧血例が報告されているが，本酵素の完全欠損の 2 例のみであるとされる(それぞれヘモグロビン値 19 g/dL と 19.2 g/dL)．2.3-DPG はヘモグロビンの四量体($a_2\beta_2$)

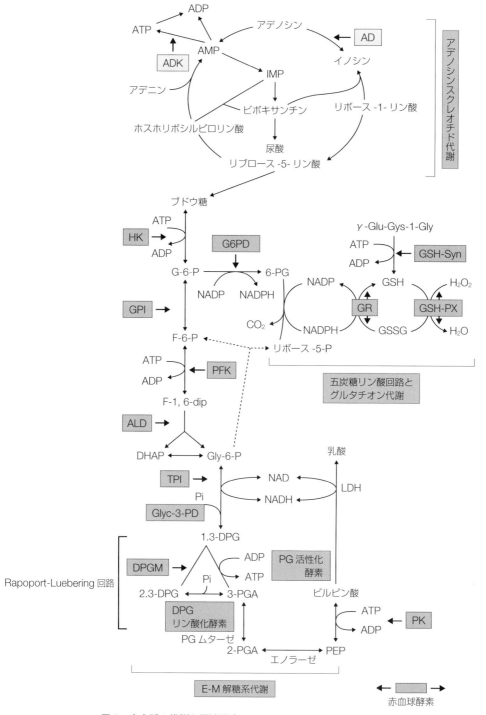

**図1 赤血球の代謝と関連酵素**

〔渋谷　温：赤血球酵素異常症. 小児内科 1989：21（臨増）：704-709〕

を安定化させ酵素親和性を下げることにより生理的な酸素濃度で組織への酸素供給を増加させる[4]．

ジホスホグリセリン酸ムターゼ欠損症では 2.3-DPG が合成されないため，ヘモグロビン酸素親和性は増加する．これらの組織の低酸素症をきたし，代償的にエリスロポエチンの産生は亢進し，赤血球

数は増加する.

### 3)五炭糖リン酸回路およびグルタチオン代謝系の酵素異常

グルコース-6-リン酸脱水素酵素(glucose-6-phosphate dehydrogenase deficiency:G6PD)欠損症は五炭糖リン酸ヘキソースモノフォスフェート回路の初発酵素であり,赤血球をほかの酸化物による障害から保護することである.

糖(グルコース)の95%が解糖系(E-M回路)で代謝され,残りの5%は酸化的ヘキソースモノフォスフェート回路で代謝されている.

五炭糖リン酸回路は種々の産科的毒素(過酸化水素,薬剤はサルファ薬,抗結核薬,抗マラリア薬,解熱薬,アセトアニリド,ナフタレンなど)から赤血球を保護するために必要なニコチンアミドアデニンジヌクレオチドリン酸(nicotinamide adenine dinucleotide phosphote:NADPH)を産生する代謝系である.赤血球の代謝の5〜10%はこの系統により行われる.

NADPHは赤血球では酸化型グルタチオン(glutatione-s-s-glutatione:GSSG)→還元型グルタチオン(GSH)の還元反応に働く,GSHは高濃度に存在しヘモグロビンや膜タンパクのGSH酵素を酸化的変性から保護する.酸化化合物であるGSSGがグルタチオン還元酵素によって還元されるとNADPHが減少する.そして,グルコース-6-リン酸が五炭糖リン酸回路に多く流れNADPHが補給される.

この回路ではグルコース-6-リン酸がG6PDによって6ホスホグルコン酸となり,次に酸化と脱炭素されリボース-5-リン酸と二酸化炭素になる.このとき2分子のNADPHが形成されると,G6PDの1分子が酸化され残りの炭素は解糖系に戻り最終的にはフルクトース6リン酸とグリセルアルデヒド3リン酸となり解糖経路で代謝されるので,側路といわれている.さらにNADPHはGSSGを還元するとGSH(lutathione)となり,このGSHは細胞膜や細胞内タンパク,酵素の保護作用,過酸化水素の処理,有害物質と結合(グルタチオン抱合)して細胞外へ排出するなどの解毒作用がある.そしてこのGSH自身は酸化されてGSSGとなるので,これをまたGSHへと還元させるときの触媒をする働きがグルタチオン還元酵素(glutathione disulfide reductase:

GR)で,活性化のときはフラビン,アデニンジヌクレオチド(FAD)が必要とされる.

G6PD欠損症の頻度は世界中で最も多い.G6PDのアイソザイムとして2種類の変異がありG6PD$^+$はアフリカ系黒人の30%,G6PD$^-$はアフリカ系黒人の11%で,さらにG6PD Mediterranean型は地中海沿岸の出身者に多く,中国人ではG6PD Canton型が多い.貧血の程度に差がみられ,Class1は重症の新生児黄疸がある.Class2はこの酵素活性が健常人の10%以下,Class3は10〜60%,Class4は活性正常,Class5は活性高値である.

貧血がみられるのはClass1からClass3までで,これらはいずれもG6PDとNADPとの結合部位のmis-sense変異によりアミノ酸配列の一部に欠失をきたし,G6PDが酵素としての機能をは果たさないためにおきる.そのため,酸化剤や感染による酸性化からの保護に働くNADPHが供給されず,GSHが減少し,酸化的保護が行われなくなる.(Hb分子の3次構造の変化により)Hbが不可逆変性が進むとヘムとグロビンは解離し不溶性の変性グロビンであるHeinz小体が形成され,赤血球膜とジスルフィド架橋を形成し,脾を通過中に破壊され溶血するか捕捉され溶血(血管外溶血)する.また先の薬剤が投与された場合は赤血球膜が高度に障害をうけ,血管内溶血をおこしヘモグロビン尿もみられるようになる[1].

特異的なG6PD欠損症では,ソラマメを食べると重篤な溶血性貧血が起こるソラマメ中毒症(favism)がある.ソラマメに含有されている酸化物成分(divicin, isouramilなど)がGSHなどの酵素活性を抑制していると考えられる[1].

通常このtypeはMediterranean型に多くみられ,アフリカ系黒人における変異型にはみられないという.わが国でも2〜3例の報告はあるが,まれである.赤血球酵素異常症のほとんどが常染色体劣性遺伝だがG6PD欠損症はX連鎖性劣性遺伝形式をとる.本酵素異常症は赤血球形態は非球状で正球性〜大球性(MCV80〜140 fL)で小型や奇形を呈するものは少ない.EMA結合性も正常のことが多い.G6PD欠損症では赤血球内にHeinz小体がみられる.G6PD活性測定キット,PK活性測定キットが市販されているのでインターネット検索などで参照

されたい.

その他の五炭糖リン酸回路の欠損症には,6ホスホグルコネート脱水素酵素の欠損症,グルタチオンペルオキシダーゼ(GSH-PX)欠損症,グルタチオン還元酵素(GR)欠損症,グルタチオン合成酵素(GSH-syn)欠損症,ガンマグルタミルシスティン合成酵素(GC-syn)欠損症などがある.

## 4)ヌクレオチド代謝系の酵素異常

アデノシンはアデノシンキナーゼの作用によりアデノシリン一リン酸(AMP)となり,一方アデノシンデアミナーゼ(ADA)によりイノシンに分解される.

①アデノシンデアミナーゼ異常症(過剰産生)

アデノシンがイノシンのほうに流れ,アデノシンキナーゼによりアデニンヌクレオチドに転換することができなくなるため溶血をきたす例も報告されている.

②アデニル酸キナーゼ(ADK)

溶血の詳細は不明だが,アデノシリン二リン酸(ADP)やATPのアデニンヌクレオチドの減少が推定されている.

③ピリミジン-5'-ヌクレオチダーゼ(P-5'-N)欠損症

幼若な網赤血球にRNAやその分解産物であるピリミジンヌクレオチドが残存し,これらを分解するのがP-5'-Nであるが,これが不足するとシチジンモノホスフェードやウリジンモノホスフェートがシチジンとウリジンに分解されず,ピリミジンヌクレオチドが残存してATP,ADPの作用部において競合的阻害に働き解糖系の障害をきたし溶血する.この異常のホモ接合患者は溶血性貧血と精神遅滞をきたし,G6PD欠損症,ピルビン酸キナーゼ欠損症に次いで多いとされる.また,本酵素が欠乏するとribosomeの凝集塊が残存し,WG染色で好基性斑点がみられる.

### ▶治療

赤血球酵素異常症では根本的な治療法はないが,一部脾摘による効果例がありヘモグロビン値で1〜2 g/dL程度の上昇がみられ,またビタミンEを投与して効果をみた例もあるという.

### 📖 文 献

1) 渋谷 温:赤血球酵素異常症. 小児内科 1989;21(臨増):704-709
2) 藤井寿一:赤血球酵素異常症. 小児内科 2003;35(臨増):1133-1137
3) 藤井寿一:赤血球異常症. 三輪史朗(監),赤血球,医学書院,1998;195-212
4) 三輪史朗:溶血性貧血をきたす赤血球酵素異常症(先天性代謝・免疫ハンドブック),代謝 1982;19(臨増):292-293

## ✔Study 5 ● 自験のグルコース -6- リン酸脱水素酵素（G6PD）欠損症 Canton

　わが国における報告の第一例として，G6PD Canton の 1 歳男児を経験した．母親は台湾の Canton 変異型が多発する地域（約 20%）の出身であった．日本の男性と結婚し，その間に出生した本患児は感冒症状が出現し，食欲不振となり，その父親（日本人）が患児に子ども茶碗一杯のソラマメを昼と夜に食べさせたという．翌日には全身状態不良となり，また顔色不良となりヘモグロビン尿を思わしめるピンク色の尿が出現したため来院した．ソラマメ中毒症による貧血を疑ったのは母親の出身地が台湾の G6PD 変異型が多い地域であったこと，ソラマメを食したこと，貧血，ヘモグロビン尿などの症状が急に出現したことで，グルコース -6- リン酸脱水素酵素（G6PD）欠損症の一型としてのソラマメ中毒症と推定した．

　本症例では，母親と患児の G6PD 遺伝子のアミノ酸配列は 1376G → T の G6PD Canton 変異型で，母親はヘテロ型と想定された．患児 G6PD 活性は正常人の 1/7 で母親は 1/14 であった．グルタチオン（GSH）活性は患児は正常の 43%，母親は 34% であった．患児は入院時ヘモグロビン値 3.7 g/dL で濃厚赤血球 1 単位を輸血した．入院時検査で網状赤血球 12.6%，LDH は 1,042 mU/mL，総ビリルビン値が 6.2 mg/dL（間接型 5.0 mg/dL）と上昇．ヘモグロビン尿も証明され骨髄像でも赤芽球の過形成を示した．

　Coombs 試験は陰性であった．患児は輸血後では貧血はきたさず，また母親はソラマメを食べず，貧血はみられなかった．

　スクリーニング検査では，三輪ら[1]の開発したホルマザンリング法によって関東地方の 4 万人のデータでは 0.1% の頻度で発見された．東南アジア各国でも酸化反応を応用した簡便キットで検査が行われている．

## 1. 赤血球酵素異常症の代表的異常症の遺伝子変異（G6PD 欠損症と PK 欠損症）の報告
（図 S1[2]，2）

### ① G6PD 欠損症の遺伝子変異
X 染色体（Xg28）にあり，185 種の変異が同定されている．
1 塩基置換 159 種（mis-sense 変異 158 種）
class1 の慢性非球状性溶血性貧血をきたす例では exon10 にあり，ほとんどが mis-sense 変異である．

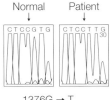

Normal　Patient

1376G → T

Ct　Pt　Mo　Ct

SSCP pattern of 208-bp fragments with or without 1376 G to T mutation. Ct, normal control; Pt, patient with G6PD Canton; Mo, patient's mother. Note that the DNAs of the patient and the mother show identical mobility shifts.

図 S5-1　G6PD 欠損症（canton）遺伝子変異

〔Shibuya A, Hirono A, *et al.*:Hemolytic crisis after excessive ingestion of fava beans in a male infant with G6PD Conton. *Int J Hematol* 1999：70：233-235〕

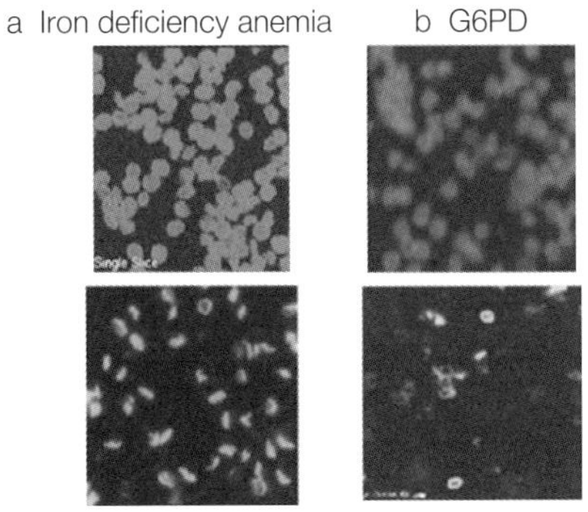

a Iron deficiency anemia　　b G6PD

図 S5-2　EMA 像と抗 band3 抗体による染色（明るく染色されている）

a：EMA 染色（Iron deficiency anemia　明るい染色像）
b：FITClabel　band3 抗体での染色（Iron deficiency anemia で明るく濃い染色像を示す G6PD では健常人程度の薄い染色像を示す．）

## ②ピルビン酸キナーゼ欠損症の遺伝子変異

　ピルビン酸キナーゼ(Pyruvate kinase：PK)欠損症の遺伝子は赤血球は R 型で藤井ら[3]により同定された 18 家系 10 種では 1 塩基欠失，non-sense 変異異常スプライシング，mis-sense 変異があった．活性基を構成する部位の異常では比較的重症とされる．これは患者赤血球のアデノシリン三リン酸(ATP)産生低下，$K^+$ を放出し(解糖系の障害によるため)赤血球は有棘赤血球となり脾臓のマクロファージにより捕捉され溶血し貧血に至るためである．

## 文　献

1) 三輪史朗：溶血性貧血をきたす赤血球酵素異常症(先天性代謝・免疫ハンドブック)，代謝 1982；19(臨増)：292-293
2) Shibuya A, Hirono A, *et al.*：Hemolytic crisis after excessive ingestion of fava beans in a male infant with G6PD Conton. *Int J Hematol* 1999；70：233-235
3) 藤井寿一：赤血球異常症．三輪史朗(監)，赤血球，医学書院，1998；195-212

## C ヘモグロビン異常症

### POINT

▶ ヘモグロビン代謝異常で溶血性貧血を伴うものもある

▶ 不安定ヘモグロビン症や鎌状赤血球症では重症な溶血をおこし合併症も多い. 新しい治療法として遺伝子編集によるものがある.

▶ サラセミアでは溶血症状がないか軽度で偶然の機会で発見されるものがある. 重症型では溶血性貧血をおこす.

▶ 新生児期では遺伝的要因が発症に関与しているので遺伝子解析も血液学的や生化学的分析と同様に重要である.

ヘモグロビン異常症ではヘモグロビン(Hb)分子を構成するグロビンのアミノ酸置換などの質的異常(ヘモグロビン(Hb)異常症)と, グロビン遺伝子異常の合成不均衡による量的異常のサラセミア(thalassemia)がある.

### 1)異常ヘモグロビン症[1]

#### ▶疫学

ヘモグロビン異常症は安定型ヘモグロビン症と不安定型の不安定ヘモグロビン症があり, 溶血性貧血をきたすのは後者だが, 全体の異常ヘモグロビン症はわが国で210種, 世界では800種以上の亜型が知られている. その中でα-globin異常が約30%, β-globin異常が60%とされる. 異常ヘモグロビン症の患者は無症状の場合も多いが, 1/3の例で何らかの症状がみられる. 世界では約800種の異常ヘモグロビンが同定されているが, 多くは無症状で偶然に発見されている(わが国では70%). そのほか, 18%程度が不安定ヘモグロビン症, 10%が多血症, 3.8%がヘモグロビンM(hemoglobinM:HbM)の形成や酸素親和性の低下によるチアノーゼ, 2.5%がサラセミア様症状を呈する.

#### ▶病因・病態

不安定ヘモグロビン症では, ①β-globinのヘムポケット隣接部のアミノ酸変異により変化を発症する. Hb Köln症〔アミノ酸置換としてβCD98GTG (Val)→ATG(Met)〕がある. ②β-globinのアミノ酸置換による分子構造のゆがみによるものとしてHbSabine〔アミノ酸置換としてβCD91CTG(Leu)→CCG(Pro)〕, ③α-globinのヘムの割れ目が歪曲をおこしヘモグロビンとしての安定性を欠くHb Evans〔アミノ酸置換としてαCD62GTG(Val)→ATG(Met)〕がある. これらの異常症はHemoglobin誌に年次報告記載されている.

#### ▶診断・検査

症状と一般的検査で溶血性貧血が疑われたら, 電気泳動法(セルロース膜電気泳動や等電点電気泳動)により異常ヘモグロビンを検出する. 異常ヘモグロビン分画を逆相高速液体クロマトグラフィー(high performance liquid chromatography:HPLC)で回収し, アミノ酸分析が行われる. 遺伝子解析は, 末梢血からの抽出DNAでの塩基配列によりアミノ酸置換部位を決定する. わが国ではこの変異はグロビンのγ鎖, α鎖, β鎖にそれぞれ11種, 70種, 110種にみられたという[2]. 幼少期に溶血性貧血をおこすのは不安定ヘモグロビン症のHbM-Hyde Parkが多い. 不安定ヘモグロビン症で頻度が高いのはHb Köln症である. 不安定ヘモグロビン症は, イソプロパール試験で赤血球溶血液は5分以内に変性ヘモグロビンの線状沈殿物を生じる. 鎌状赤血球(HbS)は低酸素状態で凝集しやすくなり, 長い重合体から棒状になり赤血球は鎌状となる. ヘモグロビンF (HbF)が多くなると鎌状化は減少するが, 鎌状化が多いと赤血球膜は変性して溶血を起こしやすくなる.

##### ①イソプロパノール沈殿生成試験

イソプロパノールはヘモグロビン疎水性結合を分断してヘモグロビンの沈殿生成を促進する働きをするので, この結合が不良な不安定ヘモグロビン症では沈殿を起こしやすいことを利用したもので, 50℃で30～60分間で沈殿物が生じる. ただし, HbFが3%以上である血液では偽陽性が生じる.

##### ② Glycerol lysis test(GLT50)

酸性化した低張性のglycerol液を用いる. 遺伝性球状赤血球症では26人中24人で溶血時間が延長し, 健常人でも52人中19人が延長し, 食塩水浸透圧試験より敏感ともいわれている. 小球性のサラセミアでも86%(76/78)陽性で, 鉄欠乏貧血でも9%といわれる.

③ Coil-planet-centrifusion（CPC）試験

特殊な遠心機を用いるが溶血性貧血では遺伝性球状赤血球症，サラセミアの陽性率は高い

④ブドウ糖添付24時間浮置法

従来，Dacie のⅡ型といわれた非球状赤血球症のG6PD欠損症などの赤血球酵素異常症の溶血はある程度阻止されている．

以上の溶血性試験においては，定性的判定ではあるが，スクリーニング検査としての有効性は確立されていると考えられる．溶血の程度と臨床像の関係は，生化分析（質量解析も含む）や遺伝子検査による変異部位を同定すべきものと考えられる．例えば，赤血球膜異常症の脾摘適応症例の選択，サラセミアにおける遺伝子変異型（ホモ or ヘテロ type の有無）などの解析が必要となる．

異常ヘモグロビンの構造解析は等電点電気泳動，イオン交換樹脂高速液体クロマトグラフィー，HPLCがある．HPLCはヘモグロビンA1c（HbA1c）など糖尿病のコントロールとして応用されている．先述した遺伝性球状赤血球症の鑑別検査（本章-1 Study3 図S3-6 参照）でのstep1ではEMA染色では不安定ヘモグロビンの封入体が明るく染色されband3との結合が示唆された．step2のHPLCでは異常ピーク波がみられ，HbA1cの低下がみられた．遺伝性球状赤血球症やサラセミアでは貧血が強いときや年少児でHbFの波形が軽度上昇した．鉄欠乏性貧血では異常ピーク波形はみられなかった．さらにstep3の赤血球膜分析はSDS-PAGEで解析を行うと各膜タンパクの量的変化がわかる．脂質異常症は薄層クロマトグラフィーなども応用される．これより先のstep4として遺伝子分析を行い病型が決定される．

▶治療

輸血頻回例では除鉄剤の投与，時に脾摘が行われることがあり，溶血症状の改善がみられることもあるが，血管内溶血が持続することもあり，十分な検討を行ったうえで施行すべきと考えられる．

## 2）鎌状赤血球症

▶疫学

鎌状赤血球（HbS）症は熱帯アフリカ系黒人に多く，重篤なものはHbSS病（ホモ接合体）で，その他HbSC病（HbS hemoglobin C），Sβ⁰型（HbS+β⁰-thal-assemia），Sβ⁺型（HbSc＋β⁺thalassemia）の鎌状赤血球β-サラセミアは小型赤血球と標的赤血球があり，Mentzer index は13以下となる．症状は，溶血性貧血と，赤血球鎌状化の血栓形成促進による微小血管閉塞のための組織の疼痛発作と虚血壊死（梗塞）があり，また肺高血圧症が多い．末梢血塗抹標本では西洋鎌状赤血球がみられ，電気泳動でHbSのバンドが証明される．この中にはHbFやヘモグロビンA2（HbA2）が上昇しているものもある．

▶病因・病態

HbAのサブユニットであるβ-globin遺伝子の6番目のアミノ酸のグルタミン酸をコードしているグリコサミノグリカン（GAG）がGTGに，塩基置換によりバリンに置換されたため低酸素状態において還元型になるとポリマーを形成し，これが赤血球膜を外に突き出して赤血球形態は鎌状を示す．ホモ接合体では90%がHbSで，HbFが0〜20%，HbAStraitは鎌状赤血球はない．ヘテロ接合は40%だが酸素が低下すると異常β鎖が凝縮する．

▶診断・検査

Sickling試験は，赤血球から酸素を除去しデオキシン型のHbSを形成させる．血液を1滴ガラス切片にのせ24時間後に検鏡する．その他2%meta bi-sulfata液を滴下しカバーグラスにて検鏡する．等電点電気泳動でヘモグロビンA（HbA）とHbA2の間にバンドがみられる．そのほか遺伝子検査でHbSやHbCなどの複合ヘテロ接合体なども同定される．

▶治療

抗腫瘍薬のhydroxyurea（HU）などにより，HbFの量を増加させHbSの重合形成を防止する．また最近では遺伝子編集による治療も行われている．そのほか，本症ではマラリア耐性がある．これはマラリア感染初期では，マラリア原虫が感染し鎌状化した赤血球は脾臓で優先的に除去される．感染後期では鎌状化した赤血球によりマラリア原虫は機械的に壊されることによるという．

## 3）その他の貧血を伴わないヘモグロビン異常

▶病因・病態

チアノーゼを伴う低酸素親和性ヘモグロビン異常症はまれであるが，グロビン鎖のアミノ酸置換によりヘモグロビンの構造が変化し酸素平衡曲線が右に

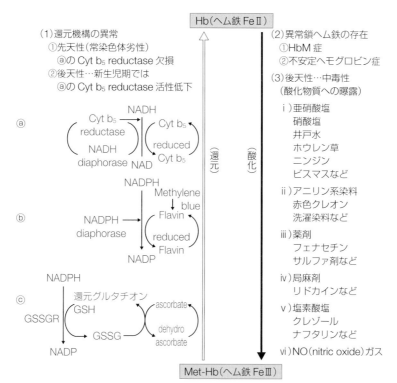

図1　メトヘモグロビン血症の酸化還元機構

シフトして酸素親和が低くなる．一方，酸素飽和度による異常症として，高酸素親和性ヘモグロビン異常症はまれであるが，①Hb chesapeak は初めての報告例で α-globlin 鎖 codon92 のアルギニンがロイシンに置換されたもので，赤血球増多は軽度である．その他 Hb-Montefiore，Hb Kempsey などヘモグロビン鎖の $\alpha_1\beta_2$ 接合部位スイッチ領域や flexible joint C 末端の変異によるものなどがある．②ヘモグロビン鎖 $\alpha_1\beta_1$ 接合部の遺伝子領域の変異がみられるものでは，Hb Crete，Hb San Diego などがある．③2.3 DPG に対する親和性が低下する異常があるものでは，Hb Rahere，Hb providence，Hb Old Dominion がある．④hem pocket の構造異常により酸素親和性が高くなるものでは，Hb Heothrcn がある．⑤globin 鎖が延長し，ヘモグロビンの構造が変化し酸素親和性が高くなるものに Hb Tak がある．

## 4) メトヘモグロビン(Met-Hb)血症(図1)

### ▶病因・病態
#### 先天性の Met-Hb 還元酵素の異常
① cytochrome(Cyt)b5 reductase cytochrome(Cyt)b5

reductase(CYB 5R，EC1，6，2，2)の欠損として同定された[3]．

本酵素は直接 Met-Hb に作用し Hb に還元する．赤血球内の還元反応の70%以上がこの酵素による．常染色体劣性遺伝形式をとり，わが国では数十例(沖縄)，世界では約500例(アラスカ，ギリシャ)報告されている．本酵素の欠損には，ⅰ)赤血球のみの欠損，ⅱ)全身組織の欠損がある．後者はチアノーゼ以外に精神延滞や発育不全を伴う．
② NADPH diaphorase の欠損
この報告例はないが，methylene blue を加えると活性化(10倍)され Hb に還元される．
③グルタチオン還元酵素の欠損
酸化型グルタチオン(GSSR)を還元型グルタチオン(GSH)にする酵素で GSH は直接，あるいは，dehydroascorbate を ascorbate に還元し Met-Hb に作用させ Hb に還元する．本酵素欠損例は，2～3の報告例があるにすぎない．

### ▶診断・検査
Met-Hb に変化したものが先の CYB5R3 などの酵素によって還元され，2価のヘム鉄は His の代わり

に入ってきた Tyr と固く結合してこの酵素系を寄せ付けないため，いつまでも Met-Hb 的状態にとどまる．メトヘモグロビン血症では異常鎖のヘモグロビン分子が暗赤褐色の Met-Hb で，もう一方の正常鎖は赤色のヘモグロビンであるので，全体として血液はチョコレート色の色調を呈する．HbM 症は異なるグロビン鎖の違いにより，次のように分類されている．

①α鎖異常の M ヘモグロビン血症（HbM 症）

HbM Boston, HbM Osaka では近位（E7）の 58His → Tyr に，HbM Iwate, HbM Kankakee では遠位（F8）の 87His → Tyr に置換されている．本症では $O_2$ 親和性は著しく減少し，また pH が低下すると通常では $O_2$ 親和性が下がる Bohr 効果がみられるが，本症ではこれらの変動がみられない．また，本症では HbM が全血液の Hb の 25 〜 30% を占め，しかもα鎖は新生児期より存在するので本症では生直後よりチアノーゼがみられる．貧血はあっても軽い．

②β鎖異常の HbM 症

HbM Saskatoon, HbM Krume では近位（E7）の 63His → Tyr に HbM Hyde park, HbM Akita では遠位（F8）の 92His → Tyr, HbM Milwaukee-1 では 67Val → -Glu に置換されている．これらβ鎖異常の HbM 症では，$O_2$ 運搬機能は通常の HbA の半分で，Hb の立体構造は不安定な性格で変性に陥りやすく，ineffective erythropoiesis をきたし溶血性貧血をもたらし脾腫がみられる．

また，本症では HbM が血液 Hb の 35 〜 40% を占めるのでチアノーゼを呈する．β鎖は生後数週間後にγ鎖に変換するため本症ではα鎖またはγ鎖異常 HbM 症より遅れてチアノーゼを発症する．

③γ鎖異常の HbM 症

Fetal Hb Osaka で近位（E7）63His → Tyr に置換されている症例として報告されている．$O_2$ 親和性は小さい．

④glutathione reductase（GR）の Met-Hb 化しやすい不安定ヘモグロビン症

Hb Freiburg があり，β鎖の 23 Val が欠落している．Hb Saint Louis ではβ鎖の 28 leu → Glu の置換によってβ鎖のヘム鉄は酸化し Met-Hb 化している．

## 5) 後天性のメトヘモグロビン（Met-Hb）血症

### ▶病因・病態

①新生児期にみられる Cyt $b_5$ reductase 活性低下によるメトヘモグロビン血症，②酸化剤（解熱薬，サルファ薬）や毒物（亜硝酸塩）などを服用した場合の中毒性のメトヘモグロビン血症がある．

①は新生児では NADPH を供給する glyceraldehyde phosphate dehydrogenase が未熟で NADPH が赤血球内に少なく，酸化剤などが投与され赤血球内酸化が亢進した状態になると，メトヘモグロビン血症になりやすい．

## 6) サラセミア（thalassemia）

### ▶病因・病態

サラセミアは，ヘモグロビン症がアミノ酸置換である質的異常であるのに対し，αまたはβ-globin の量的産生不均衡によるものである．その異常はαまたはβ-globin を支配する遺伝子の塩基配列異常によるものであるが，4 つあるα-globin 遺伝子（$a_2 a_1 / a_2 a_1$）の欠失であり，機能欠失の数が多いほど臨床症状は重くなる．サラセミアはα鎖 globin の産生低下（全く産生なし $a^0$，少しだけ産生 $a^1$）である．このため赤血球内の Hb 産生低下から小球性赤血球が多くなる．この代償として赤血球数が増加する．β-thalassemia はほとんどがβ-globin 遺伝子の点突然変異で 1 塩基から数塩基の欠失である．

### ▶疫学[2]

α-thalassemia の遺伝子型は，わが国では遺伝子欠失によるもので点突然変異によるものは少数であるとされる．①-/a a は 1/500 人〜 1/800 人の頻度で 4%，②-/a a は 237 人で 21%，③- a / a は 18 人で 4%，④-/- a は 53 人で，⑤ -/- は 2 人で死産，⑥ a T/a a は 0 〜 1%，⑦ --/a a T は 0 〜 1% とされている．③はヘモグロビン H（β4）は封入体をもつ赤血球で，数個に 1 個出現．欠失型では日本人 $a^0$ thalassemia の 49% が東南アジア型（- SEA），4% はフィリピン型（--F12）の欠失とされ，残りの 47% は日本人固有で，在日外国人の 92% が - SEA とされている．

軽症のβ+/，β0/ は 1,000 人に 1 人，中間のβ+/β0 は 23 人，重症のβ0/β0 は 1 人，さらにβ+/

β0 は 10 人で Heinz 小体(+) δ β の δ β -thalassemia は軽症で 11 人，ε γ δ β -thalassemia は軽症で 37 人．HbE/ β⁰ も時にみられる．

β -thalassemia は日本人では代表的変異が 15 種あり市販予定の同定キットでほぼ同定できる．

β -thalassemia の遺伝子変異

-31 A → G（TATA box）が 18.5%
CD90GAG → TAG 14.6%（no-sense 変異）
IVS－Ⅱ－1 G → A 11.8%（splicing 変異）
その他 31 種が報告されている．

### ▶診断・検査

等電点電気流動赤血球ヘモグロビン分画では，HbA₂ は 4 〜 7% で β -thalassemia で高いが α -thalassemia では低値である．α -thalassemia では重症型のヘモグロビン H（HbH）症（-/- α）では多数の赤血球内に HbH 封入体がみられ溶血の原因となる．サラセミアのスクリーニング検査として glycerol 液中での赤血球の溶血をみる GLT（glycerol lysis time）があり，（溶血時間が）延長（86%）し，また鉄欠乏性貧血でも 9% に延長するとされ，両者の鑑別は難しいが，ただし赤血球膜異常症の遺伝性球状赤血球症では短縮するとされる．

先述した（本章 -1 Study3）遺伝性球状赤血球症とほかの溶血性貧血の鑑別で用いた EMA 染色を自験 β -thalassemia で共焦点レザー顕微鏡で観察したところ，小型赤血球はすべて明るく染色されて遺伝性球状赤血球症のような暗さはみられなかった．

β -thalassemia では赤血球膜の band3 は正常であったことがわかった．この検査は Flow cytometry 法で判定を行うと，遺伝性球状赤血球症のように陽性度が減少しているといわれている．これは赤血球表面に結合している EMA の絶対量が，赤血球が小型で表面積が小さいからとされている．よって筆者らの行った 1 個 1 個の赤血球の染色度をみてその総和を計算するのがよいと考えられる．

### ① α -thalassemia の特徴

欧米人は 4 個の α 鎖遺伝子をもっているが，サラセミアでは欠損が 1 個の場合は無症候性キャリア（ α thal2）で，臨床症状や血液学的異常はなく，2 個が欠損すると α -thalassemia 体質（ α thal 1）となり，赤血球形態異常はあるが貧血はない．また，4 個のうち 3 個が欠損したものが HbH 症で，4 個の α グ

ロビン遺伝子がすべて欠損すると胎児水腫となり子宮内で死亡する．地中海沿岸出身の黒人では，α thal 1 や α thal 2 がほとんどである．

α -thalassemia も症状は小球性低色素性貧血で，ヘモグロビン値が 10 〜 12 g/dL，MCV/RBC も < 13 以下であることが多い．末梢血塗抹標本では標的赤血球がみられる．また，血液標本を brilliant cresyl blue で染色すると HbH 数の斑状小体が観察される．

### ② β -thalassemia の特徴

β -thalassemia の軽症型（minor）では，症状がないか，またはその軽度のものでヘテロ接合が多い．中間型（intermedia）では，生後しばらく経てから赤血球の過剰な破壊と骨髄の赤血球の過剰 α 鎖のため無効造血をきたし貧血を呈する．発育障害，骨格異常，脾腫があり，重症型（major）はホモ接合で，症状は重篤である．生後数か月後に小球性貧血，肝脾腫，発育異常，頭蓋骨突出など，数々の症状を呈してくる．ヘテロ接合の β -thalassemia minor は，わが国での報告例のほとんどは MCV が 55~70 fL と小さいが，その割に赤血球数（RBC）が多いので MCV/RBC 係数が < 13 以下である．血清鉄は多少低下していても，鉄欠乏性貧血とは容易に鑑別できる．末梢血塗抹標本での標的赤血球や小型赤血球の観察も重要である．

筆者の経験した母親とその男児 2 人に出現した β Thalassemia minor 例は，初診時の診断は鉄欠乏性貧血で，錠剤の経口投与には反応せず紹介された．以前の MCV/RBC 係数（Mentzer index）は常に 13 以下であったので β -thalassemia を疑い，精査を行った．HbF 13.4%，HbA2 6.16% と上昇し，遺伝子解析により β- グロビン遺伝子解析で－87CapC → A の変異が同定された．同時に検査した母親と弟も同様の異常が証明され，β -thalassemia の遺伝子浸透力の強さを知らされた．

### 📖文 献

1) 服部幸夫，原野昭雄：異常ヘモグロビン血症およびサラセミア．日本臨牀，2001；59（増 7）：437-451
2) 山城安啓，服部幸夫：日本におけるヘモグロビン異常症—その特徴と諸外国との比較—．臨床血液 2015；56：752-759
3) Hultquist DE, Passon PG：Catalysis of methaemoglobin reduction by erythrocyte cytochrome B5 and cytochrome B5 reductase. *Nat New Biol* 1971；229：252-254

# ⑥ Study 6　自験の不安定ヘモグロビン症《症例　Hb Köln 症》

症例は 21 歳女性．10 歳のときに下肢に点状出血が出現し，血管性紫斑病と診断された．その 3 か月後，蛋白尿，血尿があり腎生検を行い，血管紫斑病性腎炎と考えられたので，methylpredonine pulse 療法を行ったところ尿症状は軽快した．このときのヘモグロビン値は 10.2 g/dL，血小板数 10 ～ 16 万 /μL であった．13 歳時にも暗赤褐色尿が出現し，また貧血（ヘモグロビン値 8.7 g/dL）があり，血小板は 9.6 万 /μL と減少していた．

## 検査所見

18 歳時，軽度黄疸と脾腫それに軽度の貧血（ヘモグロビン値 10 ～ 11 g/dL）がみられ，血小板も減少（12 ～ 14 万 /μL）していた．血清 LDH 高値を示し，ハプトグロビン（Hpt）の低下もみられた．赤血球形態，赤血球抵抗試験，赤血球酵素活性は正常であった．21 歳のときには，下肢に点状出血多数出現，また脾腫と黄疸の増強があり血小板減少と溶血性貧血がみられる Evans 症候群も想定された．再度の腎生検により腎組織像で IgA 腎症と診断された．

母親も貧血，血小板減少があったので母娘同時に血糖値をみるため同時にヘモグロビン A1C（HbA1C）の測定を行った．この結果，異常バンドがみられヘモグロビン異常症を疑い精査を行った．末梢血は RBC 425 万 /mL，Hb11.2 g/dL，Ht 41%，MCV 86.6 fL，MCHC 28.1%，血小板 13.2 万 /μL．血液生化学検査では LDH 296 単位，T.B:l 1.3 mg/dL，Hpt 10 mg/dL 以下，ヘモグロビン分画では HbF1%，HbA2 12%，HbA 74%．血色素解析としての等電点電気泳動法では，網状赤血球（reticulocyte）は 4.8% と少し上昇し，血清 LDH は 891 単位と上昇，Hpt は 10 mg/dL 以下と低下していた．末梢血液での超生体染色で Heinz 小体を認めた（図 S6-1）[1]．HbA2 近傍に slow-moving の異常 Hb の存在があった．DEAE-HPLC によるヘモグロビン分析で異常 Hb 分画（abn Hb：ST 患児，SK 母親）の存在を認めた．イソプロパノール沈殿生成不安定試験で微細な沈殿を認めた（図 S6-2）[1]．

グロビンのアミノ酸組成：末梢血液から抽出した DNA の，β 鎖グロビン遺伝子の PCR- ダイレクトシーケンスによって塩基配列解析を行い，β 98 コドン（CD）の第一塩基が G/A のヘテロ型であった．GTG（val）→ ATG（Met）の変異を確定した．以上より Hb Köln と診断された．母親も同様であった（図 S6-3）[1]．

## 症例解説

Hb Köln はドイツ Mittelrheim 地方で発見されて以来，世界的に知られた不安定ヘモグロビン症で，先天性の溶血性貧血の中では少ない頻度のものである．その発症は常染色体優性遺伝形式をとり散発例が比較的多いとされ，日本では 21 例が存在するといわれる[2,3]．本症例では長年の貧血と血小板減少がみられ，Evans 症候群も考慮された．しかも初診時から間もなく血管性紫斑病が発症し，その後再度の腎生検による腎組織像でも IgA 腎症と診断されるまでの数年間に褐色尿などを呈し，種々の溶血性貧血を想定し検索を行ってきたが，異常ヘモグロビンの検索は行っていなかった．また，母親も長年の貧血の訴えがあったため，初診より 10 年近く経過したところで遺伝的な溶血性貧血を疑い，Hb の DNA 分析により Hb Köln と診断された．また，慢性の溶血性貧血と感染症による溶血発作等により貧血症状の増悪と脾腫の増大がみられ，貧血の改善には脾摘が

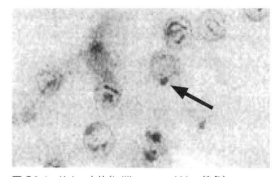

図 S6-1　Heinz 小体（brilliant cresyl blue 染色）

〔渋谷　温，森野正明，他：成人期になり診断が確定し摘脾後に IgA 腎症の悪化を来した Hb Köln 症．小児科臨床 2002；55：2125-2128〕

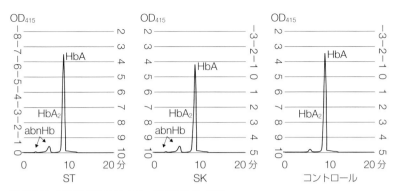

図 S6-2 DEAE-HPLC によるヘモグロビン分析

〔渋谷　温，森野正明，他：成人期になり診断が確定し摘脾後に IgA 腎症の悪化を来した Hb Köln 症．小児科臨床 2002；55：2125-2128〕

最も適した治療と考えられた．これまでにも脾摘により貧血の改善がみられた症例の報告もあるが，Hb J cape Town や本症例の Hb Köln 症でも Hb の $O_2$ 高親和性があるものでは，脾摘により赤血球増多による多血症が懸念されることもあって，慎重にその脾摘時期を計画した．脾腫が進行し，また貧血が高度となるので溶血による種々の合併症を考慮し，Hb Köln と診断後の 1 年目の 22 歳時に摘脾に踏み切った．

本症例では脾摘により貧血は改善した．しかし，IgA 腎症は悪化し，透析療法へ移行せざるをえなくなった．本症例の IgA 腎症の発症は 10 歳

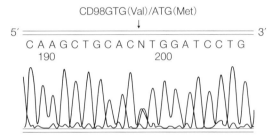

図 S6-3 PCR- ダイレクトシーケンスによる塩酸配列決定

〔渋谷　温，森野正明，他：成人期になり診断が確定し摘脾後に IgA 腎症の悪化を来した Hb Köln 症．小児科臨床 2002；55：2125-2128〕

時の血管性紫斑病の発症から始まった．2 回目の腎生検で，腎組織的 IgA 腎症と診断した．この IgA 腎症も脾摘までは一応の小康状態を得ていた．IgA 腎症の悪化と脾摘との関連性については，これまでのところまとまった報告はなく，本症例が摘脾後の IgA 腎症増悪との関連を報告したものでは初めてのものと思われる．摘脾は溶血性貧血では遺伝性球状赤血球症など先天的，遺伝的要因によるものでは一定の効果を得ているが，後天的な要因による自己免疫性溶血性貧血では，ステロイドや免疫抑制薬等で効果が得られない場合には施行されることがある．IgA 腎症は，免疫学的異常があり免疫複合体などの産生がされた結果，それが腎組織に付着し腎障害をきたすと考えられている．その免疫複合体などを脾が処理している可能性も指摘されているので，脾摘によりそれらを処理する場が失われ，より腎に免疫複合体が蓄積し，腎障害が悪化することも予想される．本症例での脾の存在は，IgA 腎症の悪化防止への免疫学的防波堤的な役割を担っていた可能性があると推測される．

📖 文　献

1) 渋谷 温，森野正明，他：成人期になり診断が確定し摘脾後に IgA 腎症の悪化を来した Hb Köln 症．小児科臨床 2002；55；2125-2128
2) 原野昭雄，原野恵子，他：不安定異常ヘモグロビン Hb Köln〔β98(FG5)val → Met〕Glyco-HLC による検出と遺伝子解析．医学のあゆみ 1992；162：441-442
3) 大庭雄三，宮地隆興，他：わが国における Hb Koln 症．山口医学 1983；32：105-117

自験の後天性メトヘモグロビン血症の検討

筆者らは新生児～乳児期のメトヘモグロビン（Met-Hb）血症 6 例を経験した．そのうち 2 例は前医で常用量以上のフェナセチンが，1 例が NO（一酸化窒素）が投与されていた．その他 2 例で下痢症，1 例で腸閉塞の主訴がみられた．Cyt $b_5$ reductase を測定した 1 例では 1.19（U mol of Cyt $b_5$ reductase/g Hb　コントロールは 4.29）と一過性に減少していた．Met-Hb の含有量は Hb 吸収スペクトラムにより，630 nm の吸収帯から全 Hb に占める割合とした（表 S7-1）[1]．

## 1. 診断・検査
### ①簡易法
凝固阻止血をよく振って空気中の $O_2$ で飽和するとメトヘモグロビン血症の血液では褐色調が変化しないが，通常の血液や deoxy Hb によるチアノーゼ症患者の血液では oxy Hb の鮮紅色になる．

### ② Hb 吸収スペクトラムによるパターン分析
Met-Hb は暗赤褐色で，その吸収曲線は pH5 ～ 7（酸性）で 630 nm に特有の吸収帯を示す．Oxy Hb と混在している状態でも oxy Hb の $\alpha$（575 nm）と $\beta$（540 nm）峰に加えて 630 nm の峰がみられれば Met-Hb である．表 S7-1[1]の患児 3 のように Hb 吸収スペクトルパターンから Met-Hb の比率が測定される．
①患児血液に KCN（酸性液）を加え cyan Met-Hb にすると，630 nm の峰が消滅する．
② ferricyanide［$K_3Fe(CN)_6$］液を加え Hb をすべて Met-Hb に転化させると，630 nm の峰は①の 630 nm の峰より高く隆起する（図 S7-1）[2]．

このことから，Met-Hb 含量（%）＝①÷②×100 となり，自験例では Met-Hb は 10% と計算された．一

表 S7-1　新生児および慢性肺疾患児のメトヘモグロビン血症（自験例）

| 患　児 | 1 | 2 | 3 | 4 | 5 | 6 |
|---|---|---|---|---|---|---|
| 日齢／年齢 | 16 日 | 30 日 | 30 日 | 16 日 | 23 日 | 3 歳 |
| 体重（g） | 2,660 | 3,800 | 4,215 | 3,583 | 3,750 | 5,680 |
| 主　訴 | 発熱<br>下痢<br>嘔吐 | 下痢<br>脱水 | 不機嫌 | 咳嗽<br>鼻汁 | 嘔吐<br>イレウス | 慢性肺疾患 |
| チアノーゼ | ＋ | ＋ | ＋ | ＋ | ＋ | ＋ |
| 薬剤投与の既往 | － | － | フェナセチン<br>0.4 g/日×6<br>4 日目より発症 | フェナセチン<br>0.4 g/日×5<br>2 日目より発症 | － | 12 時間の NO<br>ガス吸入<br>吸入 12 時間後<br>より発症 |
| Hb（g/dL） | 14.3 | 12.3 | 12.8 | 12.9 | 12.6 | 10.2 |
| 血液ガス pH | 7.185 | 7.2 | 7.46 | 7.4 | 7.4 | 7.2 |
| $O_2$ 飽和度 | 98.6 | 95 | 92.4 | 99 | 98 | 92 |
| 治　療 | V-C<br>500 mg/日<br>メチレンブルー<br>2 mg/kg/日 | V-C<br>500 mg/日 | V-C<br>500 mg/日 | V-C<br>500 mg/日 | V-C<br>500 mg/日 | V-C<br>500 mg/日 |
| 予　後 | 治療 | 治療 | 治療 | 治療 | イレウス<br>手術後<br>治療 | 治療 |

〔渋谷　温：メトヘモグロビン血症．小児内科 1996；28（増）：1024-1027 より一部改変〕

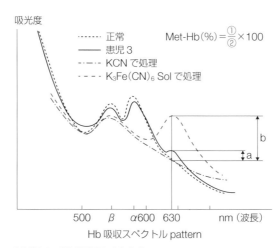

図 S7-1　Hb 吸収スペクトル pattern
〔渋谷　温：メトヘモグロビン血症．小児内科 2003；35（増）：
1143-1146 より一部改変〕

先天性溶血性貧血と後天性溶血性貧血

方，ヘモグロビン M 症のそれは 630 nm の峰は肩を思わせるうねりで，また $\alpha$ と $\beta$ 峰が低く，両裾が高く，しかも ferricyanide で全部 Met-Hb に転化をすると 630 nm の峯は出現せず，正常人の Met-Hb に特有の 600 nm を中心とする吸収の谷が全く認められない．

③セルロースアセテート膜電気泳動

HbM では溶血液に 5% の ferricyanide を加え Met-Hb に転化して pH7.0 の緩衝液で泳動する．HbA より陽極側にチョコレート色の広いバンド縞がみられる．

## 2. 治療・予後

　Met-Hb 還元酵素系異常症によるものはメチレンブルーの静注（1 ～ 2 mg/kg）を行うとよいが，ただし 2 時間以内に Met-Hb は消失するが長期投与には向かない．先天性ヘモグロビン M 症では特別な治療法はない．後天性のメトヘモグロビン血症ではビタミン C（アスコルビン酸）の経口投与 0.5 ～ 1.0 g/ 日，またはニコチンアミドアデニンジムクレオチドリン酸（NADPH）依存性のフラビン還元酵素の働きを利用してリボフラビンの経口投与（20 ～ 60 mg/ 日）もよい．

文　献
1）渋谷　温：メトヘモグロビン血症．小児内科 1996；28（増）：1024-1027
2）渋谷　温：メトヘモグロビン血症．小児内科 2003；35（増）：1143-1146

## Study 8　自験の不安定ヘモグロビン症，鎌状赤血球，β-thalassemia の赤血球の特徴とその解析

これまでの自験例と依頼例をもとに，不安定ヘモグロビン症の臨床像と凝血学的所見を以下**表8S-1**に記す．

表 S8-1　不安定ヘモグロビン症の臨床像と凝血学的所見

| | Hb Sabine | Hb Evans | | Hb Seattle | Hb Köln | Hb Hazebrouc |
|---|---|---|---|---|---|---|
| | | 本人 | 母 | | (本人，母，祖母，子) | (本人，父) |
| Age/Sex | 17/F | 16/M | 56/F | 2/M | 21/F | 1.1/M |
| | (本人) | (本人) | (母) | (本人) | | |
| Hb 値(g/dL) | 7.0 | 11.0 | 8.8 | 8.0 | 11.2 | 10.8 |
| Reticulccyte(%) | 21.8 | | | | 4.8 | 5 |
| T-Bil(m/dL) | 3.3 | 5.2 | 0.9 | | 3.8 | |
| LDH(IU) | 1632 | 328 | 284 | | 296 | 307 |
| (HbF, HbA2%) | 異常バンド(+) | 1.8 | 2.5 | (3.1,) | 12.0 | 2.3 |
| EMA stain | | | | | | |
| Heinzbody | − | bright spots + | | − | bright spots + | + |
| Inculusion body | bright large spot | | | bright large spots | − | −(HbH 種) |
| Isopropanol test GL T50 | 5分で沈殿 | 5分で沈殿 38 秒 | | 5分で沈殿 | 5分で沈殿 43 秒 | 5分で沈殿 57 秒 |
| gene analysis | β91(F7) Leu → pro CTG → CCG(β) | α62(E11)Val → Met GTG → ATG(α2) | | β70(E14) Ala → Aspl | β98(FG5) Val → Met GTG → ATG | β38(C4) Thr → Pro ACC → CCC |
| 酸素飽和度 脾摘 光線療法 | +(5 歳 nt) − | − + | + − | + | IgA 腎症合併 + − | 88%，90%(父) − − |

### 1. ① Hb Sabine ，② Hb Evans(child)，③ Hb Evans(mother)，④ Hb Seattle，⑤ Hb Köln，⑥ HbS のそれぞれの末梢血液像(図 S8-1)

A の末梢血液像(Giemsa 染色)では①と③では封入体，②では Heinz 小体(BCB 染色)，④でも封入体がみられ，⑤では Heinz 小体　⑥では鎌状赤血球がみられる．

B の EMA 染色(左)，抗 band3 抗体染色(右)では EMA 染色がいずれも明るく染色され，⑥を除く①から⑤まで抗 band3 抗体でいずれも斑状物や封入体が明るく染色された．band3 と結合し赤血球膜に付着しているものと推定された．

C の mass spectrometry での spectrum 像では①，②，③と⑥の症例で band3 領域と spectrin 領域で α または β-globin ペプチドが検出されたことで，これら封入体と band3 が結合していると考えられた．

D での mass spectrometry での spectrum 像の分析で 30 kDa から 35 kDa の部分に α または β- グロビンペプチドがみられ，また Hb Seattle では ubiquitin がわずかに検出された．

不安定ヘモグロビン症の①〜④と図 S8-2 の β-thalassemia の 4 例では，抗 α-globin 抗体または抗 β-globin 抗体による WB 法では 30 kDa 部分にバンド像がみられた．これらは余分変性 α または β-globin に ubiquitin が結合した複合体であることが考えられる．

その他の溶血性貧血の末梢血液像(Giemsa 染色)，EMA 染色，FITC label band3 抗体による免疫染色と spectrum pattern は図 S8-3 に示す．

68

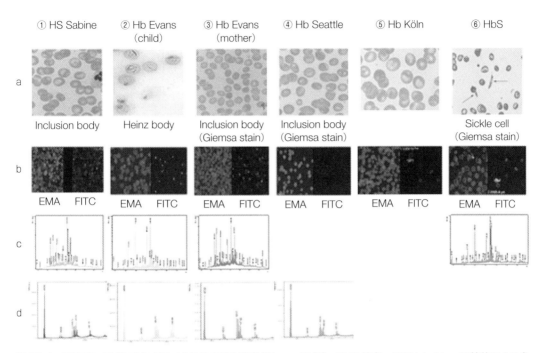

図 S8-1　不安定ヘモグロビン症と HbS の末梢血液像（Giemsa 染色），EMA 染色，FITC label band3 抗体による免疫染色とスペクトルム像

a：Giemsa 染色と超生体染色
b：EMA による赤血球表面染色と赤血球細胞質側の FITC label した免疫染色
c：band3 領域のスペクトルム像（質量解析機による）
d：28 kDa から 35 kDa 領域のスペクトルム像（質量解析機による）

## 2. 不安定ヘモグロビン症(Hb Sabine,Hb Evans(母子),Hb Seattle),HbS と β-thalassemia における①抗 α-globin ab　②抗 β-globin ab　③抗 ubiquitin ab での Western blotting(WB 法)（図S8-4）

①の抗 α-globin での WB では 30 kDa と 35 kDa 部分に Hb Sabine，Hb Seattle において太い band 像がみられた．また β-thalassemia4 例でも細いバンド像がみられた．これらの疾患では β-globin の遺伝子変異のため，余剰の変性 α globin が多いため，太いバンド像が出たと考えられる（図 S8-4）．

②では 30 kDa と 35 kDa 部分に Hb Evans の母子例で太いバンド像，β-thalassemia や Hb Sabine や Hb Seattle では細い band3 像がみられた．Hb Evans は α-globin の遺伝子変異のため，余剰の変性 β-globin が多くそれに反応したため太いバンド像 Hb Sabine や Hb Seattle では α-globin に結合した少量の β-globin に反応したものと考えられる（図 S8-5）．

③ Hb Sabine, Hb Seattle, Hb Evans（母子）ともに 35 kDa 部分に細いバンド像がみられ，また遺伝性球状赤血球症例の 1 例でもさらに細いバンド像がみられた．赤血球溶血液やコントロールの膜成分にはこのバンド像はみられなかった（図 S8-6）．

以上から 30 kDa 部分は 15 kDa の α-globin と 15 kDa の β-globin が結合したものと考えられ，α または β-globin の domain にそれぞれの抗体が結合したものと考えられる．それに 35 kDa 部分のバンド像は α と β-globin にさらに 8 kDa の ubiquitin が結合したものと考えられ，ubiquitination が発生した可能性がある．一方 mass spectrometry での質量解析で 30 kDa から 35 kDa にかけてのゲルを分離した結果でも β-thalassemia の 1 例では α-globin の peptide が sequence coverage でも 30% にみられた．これらの ubiquitin は

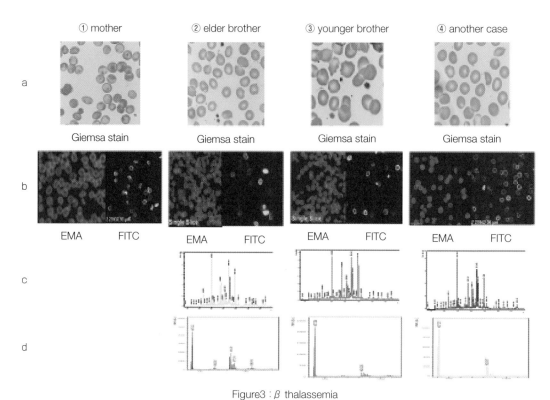

①mother ②elder brother ③younger brother ④another case

a　Giemsa stain　Giemsa stain　Giemsa stain　Giemsa stain

b　EMA　FITC　EMA　FITC　EMA　FITC　EMA　FITC

c

d

Figure3：β thalassemia

図 S8-2　β-thalassemia の末梢血液像(Giemsa 染色)，EMA 染色，FITC label band3 抗体による免疫染色とスペクトルム像

a：Giemsa 染色と超生体染色
b：EMA による赤血球表面染色と赤血球細胞質側の FITC label した免疫染色
c：band3 領域のスペクトルム像(質量解析機による)
d：28 kDa から 35 kDa 領域のスペクトルム像(質量解析機による)

赤血球内の細胞質にはみられず網状赤血球が多いヘモグロビン異常ではこれらの幼若赤血球内での α または β-globin に結合し ubiquitination が発生しているものと考えられる．これまでの報告では幼若赤血球の赤芽球や網状赤血球の残存した核の一部を anutophagosome が担っているとも考えられていたが ubiquitination もその一役を担っている可能性も示唆された．

Hb Sabine と Hb Seattle は β-globin 遺伝子変異のため，抗 α-globin 抗体による WB 法では余分な α-globin が多いことで 30 kDa 部分のバンド像が太くなり，抗 β-globin 抗体では逆に細くなるものと考えられる．一方，Hb Evans では α-globin 遺伝子異常のため，余分の β-globin が多く，30 kDa 部分のバンド像が太く，抗 β-globin 抗体では 30 kDa 部分のバンド像が太くなり抗 α-globin 抗体では消失または細くなると考えられる．β-thalassemia では抗 α-globin 抗体で 30 kDa 部分のバンド像が太くみられると考えられる
　band3 とヘモグロビンの結合様式を以下図 8S-7 に記す．また，膜バンド領域におけるペプチドの出現率は表 8S-2 のとおりである

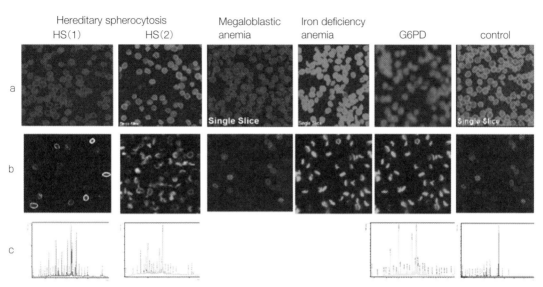

図 S8-3　その他の溶血性貧血の EMA,FITC label 抗 band3 抗体の免疫染色と spectrum 像

a：Giemsa 染色と超生体染色
b：EMA による赤血球表面染色と赤血球細胞質側の FITC label しひ免疫染色
c：band3 領域のスペクトルム像(質量解析機による)

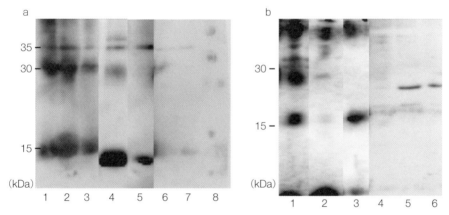

図 S8-4　WB 法による不安定ヘモグロビン，HbS，HS と健常人における抗α-globin，抗β-globin 抗体による反応バンド像

a
1：Hb Sabine
2：Hb Evans(mother)
3：Hb Evans(child)
4：Hb Seattle
5：HbS
6：HS(Herecitary spherocytosis)
7：Cnotrol(membrane)
8：Control(cytosol)

b
1：Hb Evans(mother)
2：Hb Evans(child)
3：Hb Sabine
4：Hb Seattle
5：HS(Herecitary spherocytosis)
6：Control

先天性溶血性貧血と後天性溶血性貧血

II

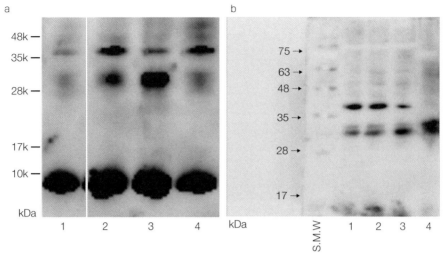

図 S8-5　WB 法による β-thalassemia と健常人における抗 α-globin，抗 β-globin 抗体による反応バンド像

a
1：Contorol
2： β-Thalassemia（yonger brother）
3： β-Thalassemia（elder brother）
4： β-Thalassemia（another case）

b
1： β-Thalassemia（yonger brother）
2： β-Thalassemia（elder brother）
3： β-Thalassemia（mother）
4： β-Thalassemia（another case）

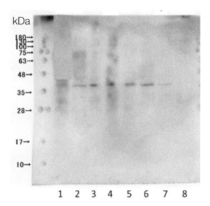

図 S8-6　WB 法による不安定ヘモグロビン， β-thalassemia 健常人における抗ユビキチン抗体による反応バンド像

1：Hb Sabine
2：Hb Seatlle
3： β-Thalassemia
4：Hb Evans（mother）
5：Hb Evans（child）
6：HS（Herecitary spherocytosis）
7：Control（membrane）
8：Control（cytosol）

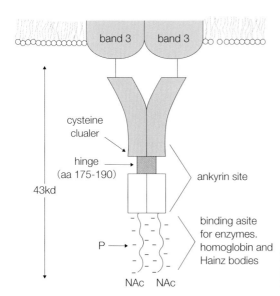

図 S8-7　band3 とヘモグロビンの結合様式

〔Miller DR, Baehner RC：Blood Diseases of Infant and Childhood
7th ed, *Mosby* 1995；277〕

表 S8-2　不安定ヘモグロビン症，その他の溶血性貧血の 2 箇所の膜バンド領域における種々のペプチドの出現率

| sequence of coverage in the region of band3 area(%) | | | | | | | | 28 kDa 〜 35 kDa area |
|---|---|---|---|---|---|---|---|---|
| Diseases | n | band3 | αsp | βsp | Ank | α-gl | β-gl | ubiguitin |
| HS(pre)splenectomy(1) | 6 | 24 〜 33 | 0 〜 3 | 12 〜 19 | 18 〜 20 | — | — | + |
| HS(post)splenectomy(2) | 4 | 19 〜 25 | 0 〜 8 | 0 〜 7 | 18 〜 19 | — | — | N,D |
| Hb Evans(mother) | 1 | 25 | — | — | — | — | 20 | — |
| Hb Evans(mother)* | 1 | — | — | — | — | — | 18 | — |
| Hb Evans(dauther) | 1 | 18 | — | — | — | — | — | — |
| Hb Sabine | 1 | 25 | — | — | — | 21 | — | + |
| Hb Seattle | 1 | 25 | — | — | — | — | — | + |
| HbS | 1 | 25 | — | — | 31 | — | — | + |
| β-Thal(mother)-87capC → A | 1 | 20 | — | — | 30 | — | — | + |
| (elder brother)-87capC → A | 1 | 20 | — | — | 15 | — | — | + |
| (younger brother) | 1 | 21 | — | — | — | — | — | + |
| another β-Thal 9IT → A | 1 | 25 | — | — | — | 30 | — | + |
| G6PD | 1 | 23 | — | — | — | — | — | N,D |
| AIHA | 3 | 20 〜 30 | — | — | — | — | — | N,D |
| Megaloblatic anemia | 1 | 20 | — | — | — | — | — | — |
| Controls | 5 | 20 〜 30 | — | — | — | — | — | — |

*Sequence of coverage in the region of α, β-spectrin area
α-sp：α-spectirn　ND：not done + few amount
β-sp：β-spectrin
Ank：ankyrin
α-gl：α-globin
β-gl：β-globin

文　献

1) Miller DR, Baehner RC : Blood Diseases of Infant and Childhood 7th ed, *Mosby*, 1995；277

# 2　後天性，続発性溶血性貧血

## a　自己免疫性溶血性貧血

### 💡 POINT

- ▶温式抗体を有するものはステロイドに反応する例もあるが，冷式のものはステロイドに反応が悪く，抗体薬などの最新の治療薬が開発されてきている.
- ▶冷式のものは寒冷による発作性寒冷ヘモグロビン尿症など季節により発症するものもある.
- ▶抗グロブリン試験（直接 Coombs 試験）が陰性のものがあり，RIA 法によるもので判定されているが，フローサイトメトリー法や共焦点レーザー顕微鏡での蛍光抗体法による観察による判定も可能である.
- ▶赤血球膜上の自己抗体は免疫沈降法でその対応抗原として膜 band3 タンパクや Rh ペプチドが同定されている.

平成 16 年厚生労働省特発性造血障害に関する調査研究班による溶血性貧血および自己免疫性溶血性貧血（autoimmune hemolytic anemia：AIHA）の診断基準により，AIHA は基礎疾患を認めない特発性のものと先行または随伴する基礎疾患を認める続発性のものに分類され，後者は基礎疾患の免疫疾患，腫瘍，マイコプラズマやウイルスなどの感染症によって発症するものがある.

そのほか小児期には AIHA の母親からの IgG 自己抗体が胎児への移行したものや，ワクチン接種後に発症するものもある[1].

### ▶自己免疫性溶血性貧血の位置づけ

①先天性溶血性貧血（遺伝性溶血性貧血）
　（本章 -1 参照）

②後天性溶血性貧血（自己免疫溶血性貧血は本項に入る）

　赤血球をとりまく因子によるもの（免疫性）

ⅰ）同種抗体による同種免疫性溶血性貧血（ABO式，Rh 式血液型不適合による新生児溶血性貧血など）

ⅱ）自己抗体による自己免疫性溶血性貧血（温式抗体，冷式抗体，混合型）

　特発性として温式と冷式があり，冷式には寒冷凝集素症と発作性寒冷ヘモグロビン尿症（paroxysmal cold hemoglobinuria：PCH）がある.

③続発性

ⅰ）薬剤性抗体による免疫性薬剤性溶血性貧血

ⅱ）感染症に伴う溶血性貧血（伝染性単核症，マイコプラズマ感染症，梅毒，麻疹）

ⅲ）腫瘍性，リウマチなどの自己免疫疾患に合併する溶血性貧血（乳癌，大腸癌，低ガンマグロブリン血症，リウマチ，サルコイドーシス，潰瘍性大腸炎）

ⅳ）そのほかの後天性または続発性溶血性貧血（非免疫性の薬剤性溶血性貧血を含む）（本章 -3 参照）

ⅴ）混合型（温式と冷式抗体をもつ）

　これも急性型と慢性型がある.

ⅵ）その他免疫性溶血性貧血として，薬剤性の溶血性貧血がある.

自己免疫性溶血性貧血は分類すると以上のようになるが，一般的に発症頻度が高い②，ⅱ）の特発性温式抗体，冷式抗体と混合型による計 3 型を指して自己免疫性溶血性貧血とよぶことが多い.

### ▶定義・概念

自己免疫性溶血性貧血は後発性溶血性貧血の 1 つで，自己赤血球に対し自己抗体（IgG または IgM 抗体）を産生するため，この抗体が赤血球膜表面上の抗原（膜タンパク）に補体成分などと反応した結果，赤血球に結合した抗体の成分（IgG の Fc 部分）や補体などを脾臓，肝臓などの網内系臓器通過中に網内系細胞上の補体（C3b）レセプターや IgG1 と IgG3，Fc レセプターを介して貪食・破壊され溶血をおこし貧血をきたす疾患である. 自己免疫性には薬剤性によるものがあるが，体温に近い温度で溶血反応を

おこさせる温式抗体と低温(4℃前後)で反応をおこさせる冷式抗体があり，後者はさらに寒冷凝集素症と発作性寒冷ヘモグロビン尿症の2型がある．温式，冷式の2型の反応がおこる混合型もある．いずれも溶血症状を示すほかに検査所見では直接Coombs試験(抗グロブリン試験)でIgG，IgM，IgA，補体(C3d)などのいずれかに陽性反応を示す．これらの抗体は温式の場合では赤血球膜上数種の膜タンパク(ペプチド)などの抗原に対する自己抗体であることや，抗体発生には自己T細胞系の異常もあることが推定されている．

▶病因・病態

自己免疫性溶血性貧血は特発性，ほかの疾患に合併する先行または随伴する基礎疾患をもつ続発性のものに関わらず，自己の赤血球に対しいわゆる自己抗体を産生する自己免疫性の異常によって発症する疾患である．その抗体は赤血球の膜抗原，主にRh抗原のRhC(c)E(e)ペプチド，Rh分子に会合しているband3タンパクやグリコホリンA(GPA)などに反応するIgGクラスの自己抗体である．至適温度域が体温付近の温式抗体(warm antibody)と4～15℃を至適温度とするA，B，H抗原と関連したliまたはP抗原系に対する冷式抗体(cold antibody)の2つがある．温式自己免疫性溶血性貧血の発生頻度は冷式のものより高く，温式自己免疫性溶血性貧血の大多数が直接Coombs試験陽性となる．冷式自己免疫性溶血性貧血はIgMクラスの抗体による寒冷凝集素症とIgGクラス(まれにIgM)の抗体による発作性寒冷ヘモグロビン尿症がある．

▶疫学

自己免疫性溶血性貧血はわが国では年間の発症数は人口100万人に1～5人である．1974年度の調査で，わが国の全溶血性貧血患者は100万人に12～44人で，その1/3は自己免疫性溶血性貧血であったので患者数は人口100万人に3～10人であると推定される．また1998年の調査では全溶血性貧血は2,600人で，うち1,500人は自己免疫性溶血性貧血であった．自己免疫性溶血性貧血は温式と冷式の2型に分類され，温式は47.1%，冷式は5.0%，原因が特定できない特発性と感染などによる続発性のものがあり，それはほぼ同数であった．特発性は小児期に多く，若年層と老年層の二峰性に

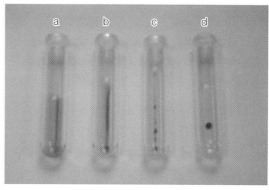

**図1 Coombs試験(試験管法)**
a：＋＋＋ 3+ 強陽性
b：＋＋ 2+ 中等度陽性
c：＋ 1+ 軽度陽性
d：－ － 陰性

ピークがみられ女性発症率は約2倍である[1]

本項では，赤血球をとりまく因子の異常として後発性溶血性の自己免疫性溶血性貧血(温式，冷式)を特発性，薬剤性それに続発性の感染症や種々の基礎疾患に伴うのものに分類し，さらに赤血球自体に異常があるものについて述べる．

## 1)温式自己免疫性溶血性貧血

▶診断・検査

①特発性と②続発性に分類される．一般的症状として息切れ，めまい，易疲労感，顔色不良，眼球結膜の黄色調がある．急激な溶血症状としては暗褐色尿の出現や呼吸困難である．一般血液検査では正球性から大球性貧血で多染性赤血球と球状赤血球が認められる．網赤血球の増加，間接型ビリルビン値の上昇，高LDH血症，血清ハプトグロビン値の低下，ヘモグロビン尿(褐色尿)の出現などがある．

温式AIHAの重要な検査は直接Coombs試験である(図1)．患者赤血球膜表面上のIgGクラスの自己抗体を証明するものであるが，この抗体は25～37℃の範囲で活性がある．IgG抗体サブクラスではIgG1でIgG2，IgG3は少なくIgG4はみられない．そのほか補体の存在もあるため，IgGと補体成分(C3d)も含んでいる広範囲スペクトル抗血清を使用したりIgG単独，補体単独，IgGと補体の二者を含むものを使用し，膜上の抗体と結合状態をみる．一方IgG以外のIgAやIgMが陽性のものはまれで，数%の自己免疫性溶血性貧血の症例でしかみ

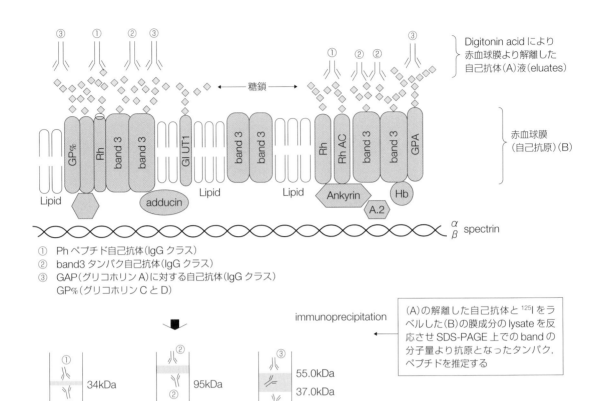

① Ph ペプチド自己抗体（IgG クラス）
② band3 タンパク自己抗体（IgG クラス）
③ GAP（グリコホリン A）に対する自己抗体（IgG クラス）
　　GP%（グリコホリン C と D）

immunoprecipitation

（A）の解離した自己抗体と [125]I をラベルした（B）の膜成分の lysate を反応させ SDS-PAGE 上での band の分子量より抗原となったタンパク，ペプチドを推定する

①Ph ペプチド
　自己抗体の場合

②band3 に対する
　自己抗体の場合

③GPA に対する自己抗体の場合
　GP%

**図 2　自己赤血球膜抗原に対する自己抗体の反応性**

〔Leddy JP, Falany JL *et al.* : Erythrocyte membrane proteins reactive with human（warm-reacting）anti-red cell autoantibodies. *J Clin Invest* 1993：91：1672-1680〕

られない．赤血球膜表面上に結合している IgG 分子が平均 200 〜 250$^{分子}$/RBC 以上であれば直接 Coombs 試験陽性の自己免疫性溶血性貧血と診断される．しかし残りの 10% 程度は直接 Coombs 試験陰性の自己免疫性溶血性貧血とされる．これらの検査法として補体結合抗体消費試験，ゲルカラム法，EIA 法や polybrene 法などの抗体遊出法などがあるが，現在はもっとも感度のよいラジオアイソトープ（$^{125}$I）を用いた RIA 法などの方法で，健常人は IgG の 10 〜 58$^{分子}$/RBC で Coombs 陽性では IgG の 141 〜 12,421$^{分子}$/RBC なので，Coombs 陰性 AIHA では IgG の 30 〜 200$^{分子}$/RBC 結合があれば自己免疫性溶血性貧血として診断が可能となっている[2,3]．

　IgG クラスの自己抗体発生に関与する抗原は赤血球膜タンパクの Rh ペプチドや band3 タンパク，GPA であることが同定されるようになった．Led-dy[4]らによる 1990 年代前半のラジオアイソトープ（I$^{125}$）を用いた免疫沈降法による同定の方法を以下に述べる．自己免疫性溶血性貧血患者の赤血球膜上から解離したアロ（allo）抗体や自己抗体の抗体液（eluates）を患者赤血球膜 ghost と免疫沈降法で反応させ，SDS-PAGE による WB 法で出現する band の分子量を測定することにより上記の抗体発生の原因となった抗原タンパクやペプチドを推定した．それによると，Rh ペプチドが原因となった自己抗体は分子量 34 kDa 部分に，また band3 タンパクが原因となった自己抗体は 95 kDa 部分に，GPA に対する自己抗体では 55 kDa と 37 kDa 部分にバンド像がみられたので，原因抗体に対応する赤血球膜抗体が同定できたという（図 2）[4]．

　そのほかこの抗体の出現には T 細胞系の関与が推測され，今後より簡便な方法の開発により抗体を

検出し，この抗体の出現に制御を加えることを目的
とした治療薬の開発も期待される[5]．

　溶血の機序は温式のIgG抗体が結合した赤血球
は脾臓のマクロファージのFcレセプターや補体
(C3d)レセプターを介して貪食，破壊されたり，ま
たは部分的に膜の一部が貪食され小型の赤血球とな
り流血循環中に血管外溶血をきたす．繰り返し溶血
血球成分を貪食した脾臓は肥大し，溶血のため血中
ビリルビンが上昇して，黄疸症状も顕著になってくる．

### ▶治療・予後

　副腎皮質ステロイドが第1選択である．プレドニ
ゾロンを用いたステロイド療法は，3つの作用機序
により効果を表す．①IgG抗体産生の抑制，②赤
血球表面からのIgG抗体の溶出，③マクロファー
ジのIgGおよびC3レセプター抑制である．初期2
～4週はプレドニゾロン1～2 mg/kgを分2～3/
日投与で約80％の患者で効果がみられるが，以降
は漸減して，維持は5～15 mg/日を分1～2/日の
経口投与でステロイド中止後は15～20％は寛解す
るが，寛解状態になければ上記維持療法を続ける．
ステロイド不応例にはほかの治療が必要となる．脾
臓摘出(脾摘)はステロイドを数か月使用しても効果
がないときに考慮する．脾摘の効果は70％近くに
あるという．肺炎球菌に対するワクチンは当然必要
となる．1年間，抗菌薬(ペニシリンはABPC or
AMPCとして10～30 mg/kg/日)を投薬することも
ある．次にステロイドや，その後の脾摘の効果がな
いときは，免疫抑制薬としてシクロホスファミド
(60 mg/m²/日)を分1～2/日の経口投与で60日間，
またはアザチオプリン(80 mg/m²/日か2～3 mg/kg/
日)が使用され，40～60％の有効率がみられると
される．そのほかシクロスポリンAは5 mg/kg/日
分2にて経口投与．またはCD20モノクロナール抗
体のリツキシマブを375 mg/m²/回を週1回を2～4
週を行う．ステロイド不応例の90％前後で有効と
されている．またガンマグロブリン大量療法1 g/kg
を6～8時間で点滴静注が(1～5日間)行われ，
1/3の例で有効とされている．

## 2)冷式自己免疫性溶血性貧血

### ■寒冷凝集素症

### ▶診断・検査

　①特発性②続発性があり，続発性には温式にも冷
式にも急性型(6か月以内)と慢性型(6か月以上)が
ある．特発性のものはまれで，続発性のものが多く
男性成人例がほとんどとされている．基礎疾患とし
てウイルス性感染症(EBウイルス，サイトメガロ
ウィルス)やマイコプラズマ感染症，リンパ性増殖
症があるとされ，これらの感染発症から2～3週後
に貧血症状が発現し，約1か月程度で寛解する急性
型のものは，若年層や小児に多いとされる．これら
の自己抗体はIgMクラスに属し，25℃以下で赤血
球膜に結合し溶血は少ないが，一部では低濃度でも
溶血がおこることがある．このような例では凝集が
みられる補体結合性があるので完全に活性化される
と血管内溶血がおこる．しかし不完全なときは肝臓
での血管外溶血が起こる．寒冷曝露により末端チア
ノーゼやRaynaud現象をきたす．ヘモグロビン尿
の出現など溶血の悪化や慢性溶血のため腎不全がみ
られることもある．この寒冷凝集素価の上昇は通常
512倍以上と高く，しかもCoombs試験(補体成
分)が陽性であることが本症の診断には必要であ
る．一方，低力価の場合でも溶血症状を示すことが
ある(低力価寒冷凝集素症)．溶血の機序は患者が寒
冷に曝露されるとIgM自己抗体とともに補体成分
のC1qが赤血球に結合し，その後，通常体温まで
加温されるとIgM自己抗体は赤血球膜から遊離す
るが，補体成分は赤血球上に残存するため補体の活
性化がおこり赤血球膜上に穴を形成し血管内溶血が
おこる．この時点では直接Coombs試験の補体成分
(C3d)が陽性となる．

　寒冷凝集素症の抗体の特異性は赤血球膜上の血液
型抗原としての抗Ii抗原系との関連が指摘されて
いる．Ii抗原のタンパク，または脂質上に結合して
いる糖が構成する糖鎖成分が，ウイルスやマイコプ
ラズマに対するレセプターとなって接着されること
によって生じる抗体が，さらに抗イデオタイプ抗体
となり赤血球膜上で抗原抗体反応がおこり溶血をき
たす．そのほか，Ii抗原系糖鎖以外の寒冷凝集素と
してSia-b₁，Sia-Ib₁,₂，Sia-b₂などの糖鎖抗原系抗体

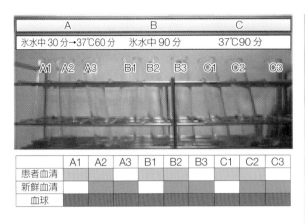

|  | A1 | A2 | A3 | B1 | B2 | B3 | C1 | C2 | C3 |
|---|---|---|---|---|---|---|---|---|---|
| 患者血清 |  |  |  |  |  |  |  |  |  |
| 新鮮血清 |  |  |  |  |  |  |  |  |  |
| 血球 |  |  |  |  |  |  |  |  |  |

| A | | | B | | | C | | |
|---|---|---|---|---|---|---|---|---|
| 氷水中30分→37℃60分 | | | 氷水中90分 | | | 37℃90分 | | |
| A1 | A2 | A3 | B1 | B2 | B3 | C1 | C2 | C3 |

以下の結果から IgM 型の PCH と診断した
・患児の血液型
　I式　　：I
　ABO式：O
　Rh式　：CCD
　P式　　：PI
・各種血球との反応
〈DL test〉
　成人血球(P+I4⁺)　：陽性
　臍帯血球(P+IW⁺)：陽性
〈不規則抗体検査(生理食塩水法：4℃)〉
　成人血球(P+I4⁺)　：凝集 3⁺
　臍帯血球(P+IW⁺)：凝集 W⁺
〈成人血球(P+I4⁺)と下記血清を用いた D-L test〉
　2-ME 処理患者血清：陰性
　2 希釈患者血清　　：陽性

図 3　DL 抗体の検出法と D-L テストを用いた判定方法
〔渋谷　温，山崎太郎：自己免疫性溶血性貧血. 小児科 2014：55：1545-1549〕

の存在が提唱されている. 寒冷凝集素症は IgM 抗体と補体の関与もあることからステロイドの効果はないとされてきたが, 最近では抗モノクローナル抗体によるスチムリマブ(Sutimlimab)は, 補体の Cls をブロックして CAD の溶血を阻止するが, 一方古典的補体系だけをブロックしほかの副葉補体系やレクチン補体系経路はブロックしないでその活性を維持することから選択性のある薬剤として期待されている.

▶治療・予後

　ステロイドは, 無効あるいは効果が認められるのは低力価の IgM 冷式凝集素か IgG 冷式抗体の場合だけである. 高度の溶血をみる場合はクロラムブシルやシクロホスファミドなどの免疫抑制薬や, CD20 陽性慢性リンパ性白血病からの合併例では, リツキシマブが奏効したとの報告もある. 先述した寒冷凝集素症の位置づけのところでも記述したが, 分子標的薬のスチムリマブは溶血の中枢機構に直接働きかけることにより本疾患の 5 年の死亡率を低下させるといわれている[6].

■発作性寒冷ヘモグロビン尿症

▶診断・検査

　続発性の急性のウイルス感染症に罹患して発症したもの, 慢性型では梅毒に続発したものがある. 感冒症状(高熱, 四肢痛, 頭痛, 悪心, 下痢)があり褐色調のヘモグロビン尿(潜血反応陽性で沈渣では赤血球の出現なし)問診で, 寒冷曝露された後に体温が回復した時点から褐色尿がみられることが多い.

従来は冬期に発症することが多かったが, 最近では夏期でも室内はエアコンが充実しているため, 急速な冷えから再び体温程度までに回復したときに血尿が出現し発症する例がある. 成人では気温の変動により長期間にわたり血管内溶血がみられる. しかし小児では 5 歳以下に多く transient DL(Donath-Landsteiner) hemolytic anemia と呼ぶべきとする考えもある[7]. 症状初期の検査として DL 抗体(二相性抗体)がある. 抗体価は 4 倍以上のものが自然発作をみるが 2 ～ 32 倍まで分布する. 抗体は通常は 3 か月程度で消失するが, 数年にわたり陽性を示す慢性型もある. この抗体(主に IgG クラス, また IgM クラス)は低温で自己赤血球に結合し, 体温付近では離れるが, しかし補体は結合したままなので活性化されて感作赤血球膜に穴があいて溶血をおこす. 溶血した DL 抗体の検出法は AABB の手順書通りに行うと図 3[8]のようになり, 試験管内での溶血反応が観察できる. 血液型特異性では I 式以外に P 式赤血球抗原系に対するものがある[9].

　図 3[8]の症例は 3 歳女児で, 冬期(1 月初旬)に感冒症状から 2 日目に早朝より褐色尿がみられ来院した. 同日の患者血清により Donath-Landsteiner test (D-L テスト)を施行. 図 3[8]のようにあらかじめ O 型新鮮正常血清(補体)で同時に洗浄した O 型血球(P 抗原陽性)50% 浮遊液をつくっておく. 10× 75 mm 試験管 3 本×3 セット(A 1, A 2, A 3, B1, B2, B3, C1, C2, C3)の各 1 と 2 に患者血清 10 容量を入れ, 各組の 2 と 3 に新鮮血清 10 容量を入れ

る. すべての試験管に洗浄した P 抗原陽性赤血球の 50% 浮遊液 1 容量をよく混和する. A の試験管 3 本は氷水中に 30 分静置し, それから 37℃に 1 時間静置する. B の試験管 3 本は氷水中に 90 分静置する. C の試験管 3 本は 37℃に 90 分静置する. すべての試験管を遠心後上清の溶血の有無を確認する.

判定としては A1, A2 で溶血し, 氷水中および 37℃の状態では溶血はない. A 3, B3, C3 の試験管では補体対照で溶血はない. さらに本症例患児の血清での D-L テストを成人血球と臍帯血球で比較すると I 抗原特異性がみられ, 2ME 処理を行うと溶血はなく陰性となることで IgM タイプであると判定された[8].

### ▶治療・予後

貧血が強いときは 37℃に保温した輸血が必要となるが溶血が激しいときはハプトグロビンの輸注も行われることもある. 貧血が軽度のときは経過観察と体を冷やさないように気をつけると回復する.

## 3) 混合型

まれではあるが, 温式抗体(IgG クラス)と冷式抗体(IgM クラス)を併せもつもので直接 Coombs 試験は IgG + C3 が陽性である.

## 4) 薬剤性溶血性貧血

後天性溶血性貧血の 16 ~ 18% は薬剤が原因とされている. 薬物療法中で, 溶血の症状があり直接 Coombs 試験が陽性である. これらは 4 つに細分類され ①免疫複合体吸着型, ②赤血球上への薬剤の吸着型, ③薬剤による膜の変化型, ④自己免疫型で, それぞれの特徴は①では臨床上, 血管内溶血によりヘモグロビン血症がおこることがあり薬剤中止により回復する. 溶血機序は血清中の薬剤と IgM, 補体が免疫複合体を形成し, 赤血球に吸着するためで, 代表的原因薬剤はキニジンである. 冷式抗体として検出される. ②は大量のペニシリンが経静脈投与されたときで, IgG と補体が不完全に結合し薬剤に被覆された赤血球と患者血清が抗体として反応するため血管内溶血をきたす. ③は臨床上, 溶血はないが IgG および非特異的抗体(アルブミン, IgA, フィブリノーゲン)が, 赤血球膜を被覆しそれに対して患者血清が反応する. ④は臨床上 0.8% の頻度

で溶血症状があり, α-methyldopa を服用中に出現する. この薬剤により Rh 抗原特異性の IgG 抗体が産生され赤血球膜上に結合する. 自己抗体産生にはこの薬剤の抑制性 T 細胞系の異常が関与している可能性が示唆されている. その他非免疫性の薬剤性溶血性貧血として非ステロイド系解熱剤, サルファ薬, 抗マラリア薬, ビタミン K, 塩化ナトリウム, 抗悪性腫瘍薬(シスプラチン等)がある. その他, 溶血性尿毒症症候群(hemolytic-uremic syndrome : HUS), 血栓性血小板減少性紫斑病(thrombotic thrombocytopenic purpura : TTP)等は, その他の溶血性貧血として記した(本章 -3 参照).

## 5) 輸血療法

①急激な貧血が生じた場合に必要となる. 温式自己免疫性溶血性貧血では抗体を解離(エーテル法, DT 法)し, この解離液に型特異性があり同種抗体がなく自己抗体のみの場合は, 自己抗体の型特異性に適合する濃厚赤血球を輸血し, それぞれ別々に同種および自己抗体が同定されたときは同種抗体の型特異性に適合する濃厚赤血球を輸血する.

②同種抗体が存在せず自己抗体の型特異性がない場合は, 患者の Rh 抗原と同じ交差試験で反応性の弱いものを適合血として濃厚赤血球を輸血する.

③同種抗体と自己抗体が同じ特異性をもつ場合は, それと同じ特異性に適合する濃厚赤血球を輸血する.

これらの輸血前にステロイド(経静脈)の前処置が行われることもある.

問題点を以下にあげる.

### ▶溶血性貧血における輸血療法での問題点

①自己免疫性溶血性貧血に対する適合血の選択や交差試験での判定が困難であるため, 各種輸血検査を行い適合する血液を見つけ出す必要があること.

②発作性寒冷ヘモグロビン尿症での高度の貧血には 37℃での赤血球輸血が必要となること.

③先天性溶血性貧血(重症サラセミアなど)で鉄過敏状態の場合は, 除去療法の開始時期を決定する必要がある.

自己免疫性溶血性貧血では, しばしば交差試験で陽性となるので, 以下の種々の輸血前検査を行い, 適合血を選択することが重要である.

▶輸血適合血の選択における検査[3]

①直接抗グロブリン試験(direct antiglobulin test：DAT)

DAT(IgG と補体に対する抗体を含む広範囲のものと，抗 IgG，抗 C3d，抗 C3d＋d の各々に用いるものとがある)を行う．自己免疫性溶血性貧血患者の約 80％ は，体温に近い温度で活性が最も強い温式抗体を有する．抗体の主体は IgG であり，約 80％ が IgG1 である．また，補体(C3d，C3b)であることもあり，その内訳は，IgG 抗体のみ約 20％，IgG と補体が約 70％，補体のみが約 10％ である．

活動期には，間接抗グロブリン試験(indirect antiglobulin test：IAT)も陽性である．特発性のものでは 50％ 以上が IgG，C3 が陽性である(温式自己免疫性溶血性貧血の検査として Coombs 試験(試験管法)は，本章 -2 ⓐ図 1 を参照)．

これらの患者の 2 〜 4％ では DAT が陰性で，赤血球表面上の抗体結合分子数が 500 個以下である．ポリブレン(Polybrene)試験，Staphylococcus A 試験などを行い判定する．

一方，体温以下から 4℃ まで赤血球を凝集，溶血，溶血させる至適温度とする冷式抗体がある．この抗体は，寒冷凝集素症での IgM 型の寒冷凝集素(cold agglutinin：CA)である．なお，正常ヒト血清中にも，4℃ 以下にすると同型や O 型赤血球を凝集させる寒冷凝集素が存在するが，10℃ 以上では反応しない．

そのほか，発作性寒冷ヘモグロビン尿症の寒冷溶血素(DL 抗体，多くは IgG 時に IgM で抗 P 特異性が多い)があり，DAT は陽性で，補体成分が検出される．この抗 IgG または IgM 抗体は低温化で血球に結合するが，温められると補体を残し，血球から離れるので氷水で 4℃，室温で 30℃ と 37℃ で患者血清を倍数希釈しつつ検査する．DL 抗体は感作した血球が温まると補体の活性化で溶血が生じるので二相性溶血素といわれる．

大部分の CA は IgM 抗体であるが，いずれかの血液型抗原に対する自己抗体であるマイコプラズマ肺炎や悪性腫瘍(リンパ腫など)で生じた CA は，I 抗原または i 抗原に対するもので，食塩液法，IAT をパネル血球を用いて，O 型血球，O 型臍帯血，A1，A2 型の各血球との反応によって抗 I，抗 i が

同定される．

②間接抗グロブリン試験(indirect antiglobulin test：IAT)

患者血清中の遊離した赤血球不完全抗体の存在をみるもので，これを正常赤血球に結合させ，洗浄した後に抗グロブリン試薬を添加し，この感作赤血球が凝集すれば，遊離抗体の存在を証明する方法である．

③解離試験

赤血球表面に結合する抗体の種類を同定する方法である．この場合，抗体を血球から溶出させる解離法には，熱解離法(50 〜 56℃ 加熱)，高イオン強度法(LISS などを使用)，PH 操作法，クロロキン法，DT 法，ZZAP 法およびエーテル法などの有機溶媒法がある．IgG 型の自己抗体を解離するには，ジギトニン酸解離法やエーテル解離法がある．解離液は市販されているサージ血球(Ⅰ，Ⅱ，Ⅲ)などによるパネル血球と反応させ，どの血液型抗原に反応しているかの血液型特異性を同定する．

④抗体解離試験の適用と適合血の選択(IgG, IgG＋C3d DAT 陽性)

ⅰ)温式自己抗体の保有が疑われた場合

a)自己抗体が結合し血液型が不明な場合，この DAT は強陽性であるのでクロロキン法や ZZAP 法で結合抗体を解離させた後に Rh 式血液型を判定する．

b)同種抗体の可能性がある場合，DAT 法で抗 IgG 陽性ならば同種抗体の存在を疑い，エーテル法または DT 解離法で抗体を解離し，解離後に不規則抗体同定用パネル血球と反応させて，型特異性の有無をみる．

c)これでも反応性がみられ，非特異的で種々の血球と反応する場合は，患者血清を希釈し再度同定用パネル血球にかけて特異性の反応の有無をみる．

d)次に患者血清中の不規則抗体(抗 A・抗 B 抗体以外の同種抗体)をみるためスクリーニング用パネル血球と反応させる．反応性が非特異的なパターンであれば，その存在が疑われる同種抗体に対応する型抗原を欠き，そのほかの主要な血液型表現型を有する血球で患者血清を R1R1(CDe/CDe)，R2R2(cDE/cDE)，R1R2(CDe/

cDE），rr(cde/cde)，¯D¯血球により鑑別吸収法を行い，患者の Rh 式血液型が不明であればこれにより Rh 抗体を同定し，またその抗体価を測定する．

e）これで抗体の同定ができない場合は温式の自己抗体の存在が疑われるので，37℃処理患者自己血球にて患者血清中の自己抗体を吸収する．

f）吸収後の患者血清を同定用パネル血球にかけ，同種抗体の型特異性の有無をみる．

g）反応性はあるが，非特異的な場合は，さらに患者血清を R1R1, R2R2, R2R2, ¯D¯血球による吸収操作を行い，同定用パネル血球にかけ，型特異性の有無をみる．

h）e）と f）で反応した血球をエーテル法，またはDT 解離法での解離液を同定用パネル血球にかけ，型特異性をみる．

i）d）の吸収によって反応が消失した場合は，自己抗体と考え吸収後患者血清で交差適合試験を行う．この場合，Rh 式血液型特異性のある自己抗体が考えられたときは，患者血清あるいは解離液中の R1R1, R2R2, rr 血球に対する抗体価によって判定されるが，患者 Rh 式血液型が判明しているときは，患者と同じ Rh 式型のもので交差適合試験を行い，反応が弱い血液を選択して輸血する．また最近輸血をうけ，患者のRh 式血液型が不明の場合は Rh 式血液型特異性がみられない．あるいは relative specificity（例えば Rh 系の e 抗原を含む血球に対して，それを各血球に比して一定して 2 管以上の高い抗体価を示すようなこと）を有するときは，その反応性の強い抗原を欠く血液を選択し交差適合試験を行い混合血を選択する．

j）d）の吸収によっても反応がみられ，g）の段階でも型特異性が同定できない場合は，特異性が得られるまで吸収操作を繰り返すが，それでも同定できないで場合は患者と Rh 抗原が一致し，なおかつその抗体ともっとも交差適合試験において反応性の弱いものを輸血用血液として用いる．

ⅱ）温室で反応する冷式自己抗体の保有が疑われる場合（患者血清の不規則抗体スクリーンで型特異性のない反応）

a）補体成分（C3d, C3 b＋d）を含む抗グロブリン試薬で DAT を行う．CA は酵素処理により強く反応するので，まず患者自己血球によって患者血清を吸収する．次に，ブロメリン処理患者血球により患者血清を吸収する．

b）吸収後の患者血清を同定用パネル血球にかけ，型特異性の有無をみる．

c）患者血球を熱解離し，解離液を同定用パネル血球にかけ，型特異性の有無をみる（ただし CAでは解離液からの抗体は検出されない）．パネル血球での型特異性を同定するときは，生理食塩液法，IAT で行い，O 型成人血球，臍帯血，A1, A2 の各血球との反応で抗 I, 抗 i が同定される．

d）吸収後の患者血清で，同定用パネル血球とまったく反応がないときは自己抗体と考え，この吸収後患者血清で交差適合試験を行う．

e）型特異性がなく，同定用パネル血球と反応がみられるときは，この反応が消失するまで，または型特異性が得られるまで吸収操作を繰り返す．消失しない場合は，患者血清が有している抗体ともっとも交差適合試験において，反応性の弱い血液を使用することもある．

f）型特異性が判明した場合は同種抗体と考え，試用する血液の中から，対応抗原が陰性のもの用いて適合血の検索を行い（ただし X ga, Bga, また IAT で抗力価でない P1, 冷式反応性の Lewis, MN, Vw の抗体は除く），交差適合試験後に適合血を選択する．

g）寒冷凝集素や二相性溶血素がある場合，血液を37℃に設定し，洗浄赤血球にて輸血するとよい．

自己免疫性溶血性貧血では自己抗体と同種抗体の同定を試み，適合血による赤血球輸血が必要な場合であっても，この輸血の利点と欠点，輸血以外のほかの治療法と対比して，より有効なほうを選択する．

▶緊急輸血の場合

①急激な貧血が生じた場合に必要となる．温式自己免疫性溶血性貧血では抗体を解離（エーテル法，DT 法）し，この解離液に型特異性があり同種抗体がなく自己抗体のみの場合は，自己抗体の型特異性に適合する濃厚赤血球を輸血し，それぞれ別々に同種および自己抗体が同定されたときは同種抗体の型特異性に適合する濃厚赤血球を輸血する．

②同種抗体が存在せず自己抗体の型特異性がない場合は，患者 Rh 抗原と同じ交差試験で反応性の弱いものを適合血として濃厚赤血球を輸血する.

③同種抗体と自己抗体が同じ特異性をもつ場合は，それと同じ特異性に適合する濃厚赤血球を輸血する.

④これらの輸血前にステロイド（経静脈）の前処理が行われることもある.

### ▶特殊な輸血：発作性寒冷ヘモグロビン尿症

貧血が強いときは37℃に保温した輸血が必要となるが，溶血が激しいときはハプトグロビンの輸注が行われることもある. 貧血が軽度のときは，経過観察と体を冷やさないように気を付けながら経過観察を続けると貧血は徐々に回復する.

### 📖 文　献

1）小峰光博，原田浩史，他：自己免疫性溶血性貧血患者の追跡調査，プロスペクティブ集団の追加解析. 厚生省特定疾患血液系疾患調査研究班突発性造血障害分科会　平成 9 年度報告，1998；63-67

2）亀崎豊実，梶井英治：クームス陽性自己免疫性溶血性貧血 - 新領域別症候群シリーズ　血液症候群Ⅰ　第 2 版，日本臨牀社，2013；341-344

3）亀崎豊実，梶井英治：クームス陰性自己免疫性溶血性貧血 - 新領域別症候群シリーズ　血液症候群Ⅰ　第 2 版，日本臨牀社，2013；345-349

4）Leddy jp, Falany JL, *et al*. : Erythrocyte membrane proteins reactive with human (warm-r eacting) anti-red cell autoantibodies. *J Clin Invest* 1993 ; 91 : 1672-1680

5）Garratty G : Immune hemolytic anemia associated with negative routine serology. *Semin Hematol* 2005 ; 42 : 156-164

6）Jager U, D'Sa S, *et al*. : Inhibition of complement C1s improves severe hemolytic anemia in cold agglutinin disease:a first-in-human trial. *BLOOD* 2019, 133 : 893-901

7）Brecher ME : Donath-Landsteina test. In : Brecher M, (ed), *AABB Technical Manual*, 14th ed, 2003 ; 721-722

8）渋谷 温，山崎太郎：自己免疫性溶血性貧血. 小児科 2014；55：1545-1549

9）Widmann FK : *Technical manual*. 8th ed, American Association of Blood Banks, Washington DC, 1981

## Study 9 自己免疫性溶血性貧血例における赤血球膜抗体の対応抗原の同定と抗体産生機序に関する考え方

　自己免疫性溶血性貧血（AIHA）の自己抗体の赤血球膜への結合状態をみるにはCoombs（クームス）試験といわれる直接抗グロブリン試験（direct antiglobulin test：DAT）があり，広範囲（IgGまたはC3a，C3bなどの補体）か，またはそれぞれ単独のものがある．多くは試験管法で実施され試験管内の赤血球の凝集度から判定するなど目視的なもので，定量的なものではなかった．それらに対し，赤血球膜からの抗体解離試験やカラム凝集法，酵素免疫法でも検出できない，DAT陰性IgG量が120分子/RBC以下であるIDA陰性の自己免疫性溶血性貧血の証明は，放射性物質をラベルした赤血球で定量化していたが，一般的な施設ではできないという難点があった．一方赤血球膜抗原に対する抗体の分子量による同定は，I$^{125}$などのラジオアイソトープを用いた免疫沈降法により種々の赤血球膜抗原の対応抗原が同定されている．そのなかでは，Rhペプチド，band3タンパク，グリコホリンA（GPA）などが同定された[1]．

　一方赤血球膜抗体の産生にもT細胞系の異常が関与していることも報告されている[2]．この異常は種々の自己抗体の産生がみられる自己免疫疾患にみられる抑制性T細胞の異常が知られている．この細胞はCD4＋，CD25＋，FoxP3＋という抗原を有する自己抗体の出現を制御調節するとされ，regulatory T cell（Treg）といわれている．よって，温式自己免疫性溶血性貧血の一部にはこの細胞の機能不全があり，自己抗体の産生が示唆される．

　筆者らの共焦点レザー顕微鏡による自己免疫性溶血性貧血の赤血球膜表面のIgG結合の観察では，3例の自己免疫性溶血性貧血のprimary type（原発性）とsecondary type（二次性：multiple sclerosis）をEMA染色と間接蛍光抗体法による赤血球膜表面の蛍光染色を行った（図S9-1）．いずれもCoombs試験（IgG）2+から3+の陽性例である．EMA染色では健常人より軽度に暗く染色された．FITC labelヒトIgG抗体での間接蛍光染色では粗大顆粒状（dot状）に染色された．Primary typeのcase1では粗大顆粒状で，case2とcase3では細顆粒状に染色された．また，case2では治療中から1か月後のCoombs試験では，1+程度に減少した時点で再検査すると細かい顆粒状に染色され，試験の陽性度の減少とも並行していた．Coombs試験陰性の自己免疫性溶血性貧血の検査にも応用される可能性が示唆される．一方放射性ラベルした方法に代わり，感度の良い精製された抗体をラベルして行うFlow cytometry法を用いた付着抗体の定量的検査も行われてきている．

## 1. 自験の自己免疫性溶血性貧血の自己抗体に対応する赤血球膜表面抗原の免疫沈降法による同定

### ①方法
　赤血球のEMA染色と免疫染色と免疫沈降法による自験3例での自己免疫性溶血性貧血の赤血球膜自己抗体に対する赤血球膜抗原の同定（図S9-1）．

### ②対象
　症例1（Patient1とPatient3はprimary typeで，Patient2はsecondary typeで特発性血小板減少性紫斑病（idiopathic thrombocytopenic purpura：ITP）から多発性硬化症（multiple seterosis：MS）へ移行）は，いずれも直接Coombs試験では2+から3+（試験管法）であった．

### ③結果
　1）これら3例の自己免疫性溶血性貧血患児赤血球のEMA染色像では比較的暗い染色像（輝度）であり，赤血球膜表面にはIgG抗体が付着しband3表面を被覆している可能性が示唆される．しかしFITC labelした抗IgG抗体では赤血球表面に粗大顆粒状〜細粒状に染色されていた．

　2）WB法での自己免疫性溶血性貧血3例の赤血球膜抗原（lysate，膜抽出物）と抗IgG抗体を反応させる

と 55kDa の IgG Heavy chain との沈降物がみられた.

3）患児 3 例の自己免疫性溶血性貧血赤血球膜 lysate と抗 band3 抗体による免疫沈降法では 90 kDa の部分と 200 kDa 部分に太いバンド像がみられ band3 にほかの自己抗体タンパクが結合していたものと考えられる.

④　Case1 での治療経過における FITC ラベル抗 IgG 抗体での染色像の推移

　ステロイドによる治療により Coombs 試験の陽性度の減少とともに，抗 IgG 抗体での免疫染色では粗大顆粒状から細粒状へと変化しその数も減少してきたのが観察された.

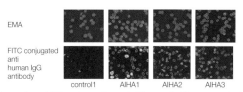

Fig.1　The stain figures from AIHA patients showed different dot-like pattern by indirect fluorescent immunostaining

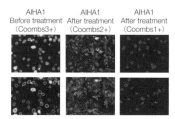

Fig.2　Due to steroid treatment, a decrease in fluorescence intensity of the IgG-stained image was observed.

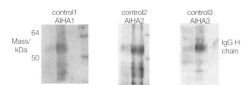

Fig.3　Western blotting was carried out using an anti-human IgG antibody

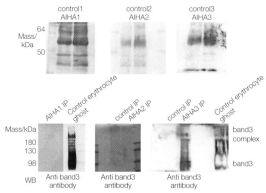

Fig.4　A 90 kDa band was detected in AIHA 1 and AIHA 3, but a band of about 200 kDa was detected in AIHA 2

図 S9-1　赤血球膜表面抗原の免疫沈降法

□ 文　献

1) 亀﨑豊実，梶井英治：クームス陽性自己免疫性溶血性貧血 - 新領域別症候群シリーズ 血液症候群 I 第 2 版，日本臨牀社，2013；341-344

2) Garratty G：Immune hemolytic anemia associated with negative routine serology. *Semin Hematol* 2005；42：156-164

# 3 そのほかの溶血性貧血

## POINT

▶ 後天性(二次性または続発性)のものには膜異常を伴う発作性夜間ヘモグロビン尿症がある

▶ そのほかの溶血性貧血は種々の疾患の合併症として発症する

### ▶定義・概念

前項で遺伝性溶血性貧血(主に先天性で遺伝的背景が強い),後天性(二次性または続発性)の要因が強い自己免疫性溶血性貧血について述べたが,これら以外の種々の要因による溶血性貧血をそのほかの溶血性貧血とし,病因,病態の項にそれぞれ種類を記し述べる.また図1[1)]に遺伝性溶血性貧血と自己免疫性溶血性貧血などの後天性のものとの鑑別法について記した.

### 📖 文　献

1) 渋谷　温:小児溶血性貧血の診断と治療.小児科　2013;54:1919-1929

## a 発作性夜間ヘモグロビン尿症

### ▶病因・病態

赤血球膜異常が原因の発作性夜間ヘモグロビン尿症(paroxysmal nocturnal hemoglobinuria;PNH)は,GDI(glycosylphosphatidylinositol)-A 遺伝子変異により赤血球タンパク GDI- アンカー型タンパクの合成障害が起こり,CD59,CD55 などの補体抵抗タンパクを欠失した赤血球を産生することによって補体の活性制御ができず溶血をきたす.

PNH の病型では骨髄不全がなく血管内溶血による症状を認める classic PNH では骨髄に対する免疫学的な攻撃が生じて何らかの造血抑制因子に対する感受性の低下した PIG-A 変異幹細胞が正常幹細胞よりも優先的に活性化され増殖する.鑑別としては再生不良性貧血(aplastic anemia:AA)の中には Ham test やショ糖水試験などが陽性を示す.AA-PNH 症

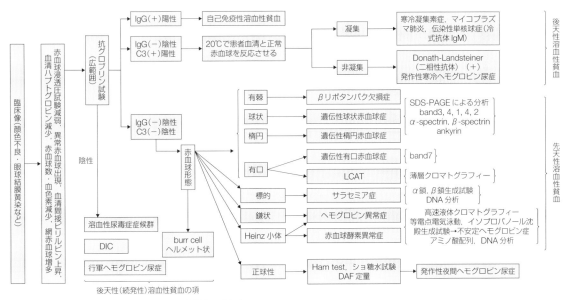

図1　先天性溶血性貧血と後天性溶血性貧血の鑑別

LCAT:先天性 lecithin cholesterol acyletransferase
〔渋谷　温:小児溶血性貧血の診断と治療.小児科 2013;54:1919-1929 より改変〕

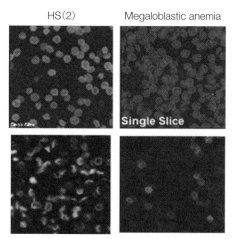

HS(2)　　　　　Megaloblastic anemia

**図2　HS 例と MBA の EMA と抗 band3 抗体での染色**
MBA は HS と同様に EMA 染色は暗く染色された。HS(2)はそ
のほかの溶血性貧血の EMA 染色で対象として呈示したもの

候群と言われる骨髄不全型 PNH があり，わが国で
は約 200 人の症例数で，AA から二次性 PNH への
移行では 4.2% とされ，年間 30 人の発症がある。

▶治療・予後

PNH の治療は，①抗補体治療法として補体 C5 に
対するエクリズマブ（ヒト化モノクロナール抗体），
②副腎皮質ステロイド 0.25〜1 mg/kg　その他輸血，
タンパク同化ホルモン，鉄剤，葉酸などがある。③
血栓症にはワルファリンまたはヘパリンを投与す
る。輸血依存例では抗胸腺細胞グロブリン（anti-thy-
mocyte globulin：ATG）とシクロスポリン（cyclospo-
rine A：CsA）の併用療法か，同胞ドナーからの骨髄
移植が行われる。

## b 栄養性の溶血性貧血

▶病因・病態

栄養性はビタミン $B_{12}$ や葉酸欠乏で，骨髄内での
無効造血による溶血である。網赤血球の増加は認め
ない。ビタミン E 欠乏では赤血球膜のオキシダン
トによる障害を防止できず溶血し，また銅過剰では
ATP7B 遺伝子異変をもつ Wilson 病で溶血発作をみ
ることがある（図2）。

▶治療

Wilson 病の溶血発作では血漿交換が行われ，ペ
ニシラミン，トリエチン，酢酸亜鉛の内服が行われ

る。肝不全となったときは，肝移植が行われる。

## c 物理的（機械的障害）因子による溶血性貧血

物理的（機械的障害）因子による溶血性貧血は，
1)〜4)の赤血球破壊症候群として定義されている。

### 1)播種性血管内凝固症候群

播種性血管内凝固症候群（disseminated intra vascu-
lar coagulation：DIC）は，後天性凝固線溶異常とし
て記載される場合もあり，中等度から高度の血小板
減少がみられる。これはびまん性に血管内でフィブ
リンの析出や血小板の凝集が起こり，これらの中に
赤血球が巻き込まれることにより血管内で赤血球が
破壊され溶血すると考えられている。このため末梢
血液像では破片赤血球，ヘルメット状赤血球や，小
型赤血球が多くみられる。

### 2)血栓性微小血管症

血栓性微小血管症（thrombotic microangiopathy:T-
MA）は，細血管障害性溶血性貧血，血小板減少お
よび血栓により臓器障害の3徴候を有する。血栓性
微少血管症に属する2疾患として3)の溶血性尿毒
症症候群と4)の血栓性血小板減少性紫斑病もあ
る。溶血性尿毒症症候群と血栓性血小板減少性紫斑
病ともに先天性と後天性がある。

### 3)溶血性尿毒症症候群

溶血性尿毒症症候群（hemolytic-uremic syndrome：
HUS）は，急激に発症する溶血性貧血，血小板減少
および急性腎不全を3徴候とする。病態は血小板血
栓による細小血管の閉塞があり，虚血性・壊死性の
臓器障害として急性腎不全がある。血栓形成に伴う
消費と破壊によって血小板減少が起こり，一方溶血
性貧血は狭小化した血管を赤血球が通過中に物理的
な破壊によって生じるものである。典型溶血性尿毒
症症候群は志賀毒素産生病原大腸菌（siga toxin-pro-
ducing escherichid coli：STEC）に合併するもので，
全溶血性尿毒症症候群の 90% を占める。また下痢
が 90% にみられる。非典型溶血性尿毒症症候群
（aHUS）は細菌，妊娠，薬剤により補体活性化制御

不能によって生じることが多い．通常を二次性TMAとして扱われている．遺伝子異常として，complement factor H（CFH）が発見された．

## 4）血栓性血小板減少性紫斑病

### ▶病因・病態

血栓性血小板減少性紫斑病（thrombotic thrombocytopenic purpura：TTP）は，神経症状優位で腎症優位の溶血性尿毒症症候群とは臨床的に鑑別することが困難なことがあるため，両者を包括して病理学的診断名で血栓性微小血管症として定義されている．血栓性血小板減少性紫斑病では von Willebrand 因子切断酵素（ADMTS13）活性欠損が，また非典型（a）HUS は補体，補体調整因子の異常による補体活性化の制御ができないことが発症を誘発している．先天性血栓性血小板減少性紫斑病は Upshaw-Schulman 症候群として知られ，新生児期に交換輸血を必要とする．Coombs 試験陰性の重症黄疸があり，その後血小板減少と溶血性貧血を反復するもので，新鮮凍結血漿の輸注で改善することが知られ，ADMTS13 の活性が低下していることがわかった．わが国では110例の症例が存在するとされる．

### ▶診断・検査

溶血性尿毒症症候群と血栓性血小板減少性紫斑病の鑑別として，血栓性血小板減少性紫斑病は溶血性尿毒症症候群の3徴候に発熱と精神障害を加え5徴候を加えるため成人では血栓性血小板減少性紫斑病，小児では腎障害が強い場合は溶血性尿毒症症候群といわれることが多い．その他血栓性血小板減少性紫斑病の場合止血因子 von Willebrand 因子（VWF）を特異的に切断する酵素 ADAMTS 13（a disintegrin-like and metalloproteinase with thrombospondin type 1 motifs 13）の活性低下があり，溶血性尿毒症症候群との鑑別にも応用されている．

一方後天性血栓性血小板減少性紫斑病は全血栓性血小板減少性紫斑病の90%を占め ADAMTS13 に対する自己抗体，特にインヒビターとされる活性中和抗体（IgG）の発生により ADAMTS13 活性が著減して起こる．典型溶血性尿毒症症候群の70%は病原性大腸菌 O157：H7 が原因で，発症には同菌の産生するベロ毒素（Shiga-like-toxin；Stx）が関与する．Stx 産生菌により出血性大腸炎となる．aHUS の症例は70%が factor H（FH），factor I（FI），MCPTM など補体活性化制御因子の遺伝子異常が家族性にみられる．その他マイトマイシン，経口避妊薬，抗菌薬などの薬剤性のもの，肺炎球菌など感染性や悪性疾患，膠原病などに付随するものもある．下痢関連溶血性尿毒症症候群では大腸菌の産生する Stx（Stx1，Stx2）の A と B サブユニットのうち B サブユニットは細胞膜受容体 globotrialosyl ceramide（Gb3）に結合し，A サブユニットが細胞内に侵入して ribosome を不活化することでタンパク合成が阻止される．一方，腎の血管内皮細胞は Gb3 を高発現していることで Stx 産生大腸菌による感染で腎障害をきたしやすいと考えられる．さらに腸管から吸収された Stx は単球，腎糸球上皮細胞，腎細尿管上皮細胞に結合すると TNF-α，IL-1，IL-6 などのサイトカンが放出され，Gb3 の発現が増強する．Stx の腎血管内皮細胞への結合も同時に増強することになり，高分子量 VWF 多量体（unusually large vWF multimers）の放出が起こることで血小板の活性化と凝集が惹起される．また活性化された好中球から活性酸素やエラスターゼにより内皮細胞は障害をうけると内皮細胞が剥離し，皮下組織に血小板血栓が形成される．

### ▶一般的な Stx 産生大腸菌感染症と溶血性尿毒症症候群との違い

Stx 産生大腸菌感染症では水溶性下痢と約半数に血便を認める．不顕性感染は約30%で，5%に溶血性尿毒症症候群などの重篤な合併を認める．溶血性尿毒症症候群は腸炎の発症，3〜7日後で貧血，黄疸，乏尿，血小板減少による点状出血，痛痒，意識障害などの神経症状を見るものもある．溶血所見はあるものの Coombs 試験は陰性，血小板は減少するも凝固系はあまり異常ない，腎障害はタンパク尿と血尿，尿素窒素，クレアチンの上昇が認められる．

### ▶治療・予後

① DIC の治療

まず基礎疾患の治療を行いつつ抗凝固療法としてヘパリン，トロンボモジュリン合成プロテアーゼ阻害薬，新鮮凍結血漿が用いられる．

②血栓性微少血管症の治療

溶血性尿毒症症候群ではホスホマイシン，ヘモグロビン値 6.0 g/dL 以下では輸血療法，持続血液透析，可溶性トロンボモジュリン療法，メチルプ

レドニゾロンパレス療法，大量ガンマグロブリン療法などがある．後天性血栓性血小板減少性紫斑病では第1選択は血漿交換療法で，神経症状，乳酸脱水素酵素(LDH)などの溶血モニターを観察する．このような治療で効果がないときはインヒビター産生を抑制するリツキシマブ(ヒト化モノクロナール抗体)の投与が行われる．aHUS ではCFH 等の血漿タンパクが原因であるものは血漿輸注や血漿交換が期待されるが，MCP では適応外で，エクリズマブなどの治療が行われたものがある．

## 5) 人工弁置換装置術後(大血管障害性)の溶血性貧血

### ▶病因・病態

心臓内の流体力学的に圧力が高く，乱流形成となり赤血球に剪断応力が働き破壊されるので血管内溶血がおこる．人工弁置換術後の溶血の頻度は2.5〜15% と報告されている．人工弁という異物の表面を血流が乱流となって接触するためである．しかし最近の機械弁では軽度の LDH の上昇を認めるだけで，問題になる溶血は弁の破壊や血栓形成による狭窄あるいは弁周囲逆流によるものとされる．溶血の診断基準を満たしたら基礎疾患である心臓血管系の異常の検索として，超音波，経食道心臓超音波，特にカラードプラ法が有用であるとされる．Kasabach-Merritt 症候群は微小血管性溶血性貧血と巨大血管腫に血小板減少を伴った症候群である．血管腫内の異常な血管腔に血小板が捕捉，破壊される．消費性の凝固障害がある．血清ビリルビン値の上昇，ハプトグロビンの低下や破砕赤血球の出現など溶血性貧血が示唆されている．

### ▶治療・予後

人工弁置換術後の溶血性貧血に対しては内科的には $\beta$ 遮断薬で，外科的には再手術による再弁置換術などで治療することが多い．

## 6) 行軍ヘモグロビン尿症

### ▶病因・病態

行軍ヘモグロビン尿症(march hemoglobinuria)は，1881 年に Fleischer が厳しい野外の行進によってヘモグロビン尿を認めたドイツ軍人の報告から由来している．運動後の患者血清にヘモグロビンを認

めることから血管内溶血をおこした後ハプトグロビンで処理できなくなるとヘモグロビン尿症を生じるものと考えられている．病態としてかたい床や路面上での運動(ドラム奏者，板張りの床での剣道の踏み込み，空手)でのみ生じ，芝が軟らかいトラックでの運動，水泳，サイクリングではヘモグロビン尿は生じていない．このことから足の底で赤血球が破壊されていると考えられている．一部の症例が有口赤血球の形態を示し，赤血球膜タンパク band7 の欠失があるとの報告がある．ヘモグロビン尿の症状は6〜12 時間で消失するとされ再発は少ない．貧血はあっても軽く赤血球形態の異常は少なく，浸透圧抵抗試験は正常である．鑑別疾患としてミオグロビン尿症があり運動中に筋肉痛を訴える．分光光度計での吸光度でヘモグロビンとは鑑別できる．発作性寒冷ヘモグロビン尿症とは DL 抗体で，発作性夜間ヘモグロビン尿症とは血球 Flow cytometry やショ糖水試験などで鑑別できる．

### ▶診断・予後

行軍ヘモグロビン尿症は良性で一過性なので，特別な治療は必要ないが，厚底で弾力に富む靴に変えることや尿をアルカリ化にするような食事をとるとよい．

## 7) 重症熱傷による溶血性貧血

重症熱傷は血管内皮細胞が障害された結果，血管内腔を通過する赤血球が障害をうけ血栓性微少血管症の病態になることでおこる溶血と考えられる．

### ▶治療・予後

小児の場合，全身の 10% 以上する輸液として等張電解質液でハプトグロビンの投与も行われる(ヘモグロビン尿があったとき)．

## 8) 血管炎による溶血性貧血

血管炎では血管内腔が障害をうけ内腔が狭くなり，通過中の赤血球が障害をうけ溶血すると考える．

### ▶治療・予後

大型血管炎の高安病や中型血管炎の小児では川崎病では，スラロイド療法がある．

## 9) 悪性高血圧や子癇，妊娠中毒症による溶血性貧血

悪性高血圧や子癇，妊娠中毒症では HELLP(he-

molysis elevated liver enzymes and low platelet count）
症候群がおこり血管内腔の障害により血栓性微少血
管症の病像を生じ溶血が出現する．

▶治療・予後

悪性高血圧症ではその原因を追究した後に治療が
開始される．妊娠中毒症では重症度，妊娠週数，母
体・胎児の状態をみて決定する．

## d 血清脂質異常

### 1）遺伝性無βリポタンパク血症

▶病因・病態・治療

トリグリセリド輸送タンパクのサブユニットの欠
如およびアポタンパク B-48 とアポタンパク B-100
の両者の欠如のため有棘赤血球となり溶血する．脾
摘は効果がないとされる．トリグリセリド制限によ
る食事療法と脂溶性ビタミンの補充であったが最近
では大量のビタミン E の筋注が行われている．

### 2）後天性肝疾患による spur-cell anemia

▶病因・病態・治療

アルコール常用者では溶血性貧血をおこすことが
あるが，これは肝硬変が進行すると有棘赤血球
（spur-cell）が生じるためである．以上から肝硬変の
治療を行う．

## e アルコール性肝障害（肝硬変）

▶病因・病態

肝疾患に伴う貧血のなかでアルコール性肝障害に
よる貧血は赤血球膜コレステロール低下，ホスファ
チジルマンの増加，ホスファジルエタノールアミ
ン，スフィゴミエリンの減少が起こって大赤血球症
から口唇状または標的赤血球を認め，さらに病状が
悪化すると有棘赤血球（spur-cell）が生じて溶血を起
こす．Zieve 症候群ではアルコール過飲による黄
疸，脂質異常を伴う溶血性貧血がみられる．

▶治療・予後

断酒・栄養療法が主であるが，早い段階で断酒す

ればウイルス肝炎によるものと違い改善する可能性
がある．

## f 寄生虫や微生物による赤血球損傷[1]

▶病因・病態

寄生虫ではマラリアの原虫が標的である赤血球に
侵入し，分裂体へ分化しながら増殖し，ついに赤血
球を破壊して血流に放出する．このときマラリアは
システインプロテアーゼを産生し赤血球膜骨格タン
パクを加水分解し膜の安定性を低下させていること
が証明されている．このことで血管内溶血をおこし
ヘモグロビン尿を呈し黒水熱といわれている．バベ
シア症は原虫感染症で B. microti（菌）が赤血球内に
侵入しマラリアと同様の機序で溶血性貧血をきた
す．ウェルシュ菌感染症では菌の増殖時に α 毒素
（Cp-SMase）が産生されホスファチジルコリンとス
フィンゴミエリンを分解し，さらに膜レシチン含有
リポタンパクに作用し赤血球膜を破壊することによ
り血管内溶血が惹起される．

▶治療・予後

マラリアでは抗マラリア薬を，バベシア症では塩
酸キニーネとクリンダマイシンを，ウェルシュ菌感
染症に対してはペニシリンの投与が行われている．

📖 文　献

1）谷憲三朗：化学物質，寄生虫，微生物による赤血球損傷．浅野茂隆，池田康夫他（編），三輪血液病学 第 3 版，文光堂，2006；1233-1237

## g 赤血球自体の異常と赤血球以外の異常の相互作用により溶血をきたすもの

▶病因・病態

G6PD 欠損症では，赤血球自体の遺伝的酵素欠損
により酸化作用のある薬剤や化学物質に対して弱
い．つまり G6PD が欠乏している場合の酸化薬物の
酸化剤を還元する GSH が欠乏するためヘモグロビ
ン分子の構造が変化し変性する．この変性グロビン
が赤血球膜とジスルフィド架橋を形成するため血管
内溶血をおこす．高度に障害され血管内溶血をきた
す．地中海沿岸の出身者に多いソラマメ中毒症（Fa-
vism）もソラマメ（Fava bean）が含有するデビシン，

イソウラミル，コンドシンなどが酸化作用（$H_2O_2$）をきたすので GSH がさらに低下し血管内溶血をおこすことがある．G6PD で溶血をおこしやすい薬剤は抗マラリア薬，麻酔薬のアセトアニリド，抗菌薬のスルファメトキサゾール，ナリジキシン酸，硫化物のチアゾールスルフォンやナフタリン，フェニルヒドラジンなどもある．感染症（細菌またはウイルス）では，好中球やマクロファージにより過酸化水素や過酸化物が産生されるからとされる．ある不安定ヘモグロビン症（例として Hb Zurich）ではサルファ薬で溶血がおこり，尿中にジピロール（褐色のヘム分解産物）が排泄される．

▶治療・予後

G6PD 欠損症では酸化剤による溶血性貧血が高度な場合は赤血球輸血が行われるが，原因となる薬剤は避ける．

## h 化学物質による溶血性貧血
（表1，2）[1]

▶化学物質とは
①化学的分類

化学物質とは，種々の物質が結合してできた化合物で，以下のように分類される

ⅰ）無機化合物

a）鉄以上の重金属である水銀，砒（ヒ）素化合物などを含むもの

b）鉄以上の重金属を含まない，一酸化炭素（CO），青酸化合物など

ⅱ）天然有機化合物

a）窒素を含むタンパク質（分解されたペプチド，アミノ酸も）と核酸

b）タンパク質と核酸を含まないアルカロイド（トリカブト毒，フグ毒，キニジンなどの薬物）

c）窒素を含まない脂肪酸，糖，強心配糖体など

ⅲ）合成された有機化合物

化学兵器，殺虫剤など．

②化学物質による障害[2]

法的には，医薬品を含むものの中で，毒性の強い化学物質や作用が激しいためにヒトや動物に危害を与えたりその危険が予測される化学物質は，厚生労働大臣により毒物または劇薬として"薬事法"で規制されているが，それ以外の化学物質で，ある種の微生物や癌細胞などに毒性をもっているものの，ヒトの体にはある程度の障害で済むものもあり，選択毒性をもつ治療のための化学療法薬として使用されているものもある．

化学物質によって生ずる障害は，ヒト臓器に細胞レベルで特定の細胞小器官や生体成分に影響を与えるが，その作用機序は，化学物質そのものの直接作用のほか，化学物質自体の中間体や化学物質による活性酸素の発生で，臓器の細胞成分としての膜構成タンパク質や脂質に変性をきたしたり，また細胞の防御機構としての酵素タンパクへ障害を及ぼすものがある．

③化学物質による作用や症状

a）皮膚，粘膜などに直接接触した結果，変性，崩壊させるもの，強アルカリなど

b）化学物質を服用・吸収後に種々の臓器および器官を変性させるもの，ヒ素化合物，鉛化合物など

c）血液細胞に作用して血液細胞の減少，溶血などを起こすもの

d）神経系に作用して障害を起こさせるもの，メタノール，アヘン，モルヒネ，アトロピン，ジキタリスなど

e）発癌の誘発作用が考えられるもの

f）服用後長い経過を経て症状が発現してくるもの．サリドマイドを服用した母親から出生した子どもに発現した先天異常など

④化学物質による中毒症状を起こしやすい要因[3][4]

ⅰ）生理的要因

新生児，低出生体重児が障害をうけやすい．また妊娠中は3か月までは影響をうけやすく，バイオリズムでは夜間に影響をうけやすい．

ⅱ）病的要因

栄養状態，肝，腎疾患があると影響をうけやすい．

ⅲ）先天的要因

化学物質の障害をうけやすい臓器の薬物濃度と感受性の問題があり，遺伝的要因として重要である．薬物の副作用が中毒症状として出現するのには，障害をうけやすい臓器，組織における濃度が重要である．これらの化学物質や薬物を代謝する酵素の質的および量的差異を規定する遺伝子変異が原因となることが多くみられる．

表1 溶血性貧血を惹起しやすい化学物質

| 分類 | | 化学物質名 | 溶血性貧血をおこしやすい疾患 |
|---|---|---|---|
| i) 無機化合物 | a) 重金属を含む | 水銀，砒素化合物(亜砒酸($H_3AsO_3$)，砒化水素($AsH_3$))<br>鉛，銅 | Wilson 病(溶血型)<br>血中銅上昇している |
| | b) 重金属を含まない | 一酸化炭素(CO)，亜硝酸，一酸化窒素(NO) | (先天性，中毒性)メトヘモグロビン血症 |
| ii) 天然有機化合物 | 窒素を含むもの a) タンパク質ペプチド核酸 | キノコ毒(Monomethyfhydrazine)<br>ヘビ毒，クモ毒<br>ソラ豆(成分としては divicine，Isouramil，pyrimidine derivative) | 健常人でもメトヘモグロビン血症や溶血をおこす<br>G6PD 異常症では GSH 活性も低下している上にさらにソラ豆成分の影響で活性低下<br>通常成人には発現しない |
| | 窒素を含むもの b) アルカロイド | フグ毒<br>キニジン(Quinidin) | |
| | 窒素を含まないもの c) 強心配糖体 | ジキタリス | うっ血性心不全<br>心房細動 |
| iii) 合成有機化合物 | | 抗マラリア薬<br>(primaquine, pamaquine, pentaquin)<br>サルファ薬<br>(sulfanilamide, sulfactetamide, sulfapy-ridine, sulfamethoxazole)<br>スルフォン薬<br>(thiazolesulfone, diaminodiaphenylsul-phone)<br>ニトロフラジン薬<br>(nitrofurantoin)<br>解熱薬<br>(acetanilide, phenacetin)<br>殺虫薬<br>(naphthalene)<br>消毒薬(cresol(phenol を 10% 含む)) | 赤血球酵素異常症<br>G6PD 異常症<br><br><br><br><br><br><br><br><br><br><br>赤血球のグルタチオンの安定性を障害する<br>五炭糖リン酸回路，グルタチオン代謝系酵素異常症(G6PD 異常症など) |
| | | 染毛剤 p-phenylenediamine<br>除草剤(DCMU，イソウロン) | G6PD 異常症<br>(先天性，中毒性メトヘモグロビン血症) |
| | | その他 nalidixic acid, niridazole, tolui-dine blue, nitrobenzene, phenylhydra-zine, Trinitrotoluene, methylene blue, phenazopyridine, α-methyl dopa, pen-icilin, omeprazole | |

〔渋谷 温：化学物質による溶血性貧血 - 新領域別症候群シリーズ 血液症候群 I 第 2 版，日本臨牀社，2013；383-389〕

先天性溶血性貧血の赤血球酵素異常症の患者では，ある種の薬物(ほとんどが芳香性有機化合物)を服用したとき，溶血などの副作用が早期に重篤に出現しやすい．当然ながら，健常人でもこの種の薬物を大量に投与された場合や薬物代謝排出が悪い腎機能障害患者においては，先の薬剤と同様のものであっても，赤血球の代謝システムでは対応できずに溶血をおこす(本章 -1 参照)．

本項では，化学物質の分類に従い，溶血の機序と報告例などを引用し述べる．

## 1) 水銀(Hg)中毒(表 1[1] 分類 i )-a))

### ▶病因・病態

水銀(主に蒸気として肺から吸収される)が体内に取り込まれると，赤血球の中では酸化されて無機水銀($Hg^{2+}$)となるが，酸化されなかった $Hg^0$ は血液脳関門を通過し，脳組織で酸化・蓄積され，タンパク質の SH 基と結合し，その構造，機能を変化させるといわれる．一方，細胞膜などのイオンチャネルを障害することや，$Na^+$-$K^+$ ATPase を抑制することも

表2　先天性および自己免疫性溶血性貧血の溶血機序と誘発する可能性のある化学物質

| 溶血性貧血の種類 | | 溶血の機序 | 誘発する可能性のある化学物質 |
|---|---|---|---|
| 1 赤血球酵素異常症(先天性) | ①解糖系(Embden-Meyerhof-pathway:EM)の酵素異常<br>・ピルビン酸キナーゼ(PK)欠損症<br>・HK,GPI,DPGM 欠乏症など | 酵素活性低下により ATP が著減→赤血球膜とカルシウム結合→赤血球内から $K^+$ が放出→脱水状態の赤血球は変形(有棘)→脾臓内で変形が不能となり→脾貪食細胞にて捕捉され溶血 | ・酸化的科学物質と薬剤・過酸化水素($H_2O_2$),サルファ薬,抗結核薬,抗マラリア薬,解熱薬(Acetanilide),殺虫剤(Naphthalene) |
| | ②五炭糖リン酸回路,グルタチオン代謝系の酵素異常<br>・G6PD 欠損症 | G6PD の活性低下→NADDH が低下→GSSG の還元低下→GSH の減少→酸化的薬剤が曝露→変性ヘモグロビン産生→Heinz 小体が形成され膜とジスフィルト結合し,赤血球膜異常となり→脾で捕捉され溶血 | ソラマメ<br>(Divicine, Isouramil, Pyrimidine derivative → $H_2O_2$ を作る→ GSH 低下) |
| | ③ヌクレオチド代謝酵素の異常<br>・P-5'-N 欠損症<br>・アデノシンデアミナーゼ(ADA)異常症(過剰症) | ・ピリミジンデヌクレアーゼ欠乏→赤血球内のリボソームの分解障害→凝集物(RNA 由来のピリミジンデヌクレオチド)が basophilic stipping として残り ATP を阻害→解糖系の障害をおこす<br>・鉛が P-5'-N 活性を阻害<br>・ADA 異常症はアデノシンキナーゼによる ATP 産生低下による溶血 | 鉛の中毒症状<br>(血中濃度 200 $\mu$g/dL 以上) |
| | ④メトヘモグロビン血症<br>・HbM 症<br>・Met-Hb 還元酵素異常<br>(先天性,中毒性) | 先天性では NADH diaphoraze 欠乏または NADPH diaphorase 欠乏により酸化剤に弱く,後天性では新生児期には NADPH が低いことにより,酸化亢進のため直接膜障害をうける | 一酸化窒素(NO),亜硝酸塩サルファ薬,解熱薬(phenacetin) |
| 2 自己免疫性溶血性貧血 | ①自己免疫型 | 薬物抗体+赤血球膜抗原に対する抗体のある赤血球が膜で捕捉され破壊される | $\alpha$-メチルドーパ<br>メフェナム酸 |
| | ②薬物吸着型 | 薬物に対する吸着するタンパクとしてペニシリン抗体ができる.これが赤血球膜に付着する | ペニシリン,エリスロマイシン シスプラチン,テトラサイクリン セファロスポリン |
| | ③免疫複合型 | 薬剤がハプテンとして赤血球膜に付着し,膜とハプテンの複合体が抗原として抗体をつくる | ペニシリン,NSAID 薬(非ステロイド系抗炎症薬) |

〔渋谷　温:化学物質による溶血性貧血 - 新領域別症候群シリーズ 血液症候群 I 第2版,日本臨牀社,2013;383-389〕

報告されている.このことで赤血球膜に影響が及べば溶血をおこすと考えられる.ところで有機水銀(メチル水銀)(**表1**[1]分類iii))では,全身的な毒性を現し,主に神経系に障害をおこすとされる.これは水俣病や阿賀野川水銀中毒として知られている.

▶治療

キレーション療法,メソ-2,3 ジメリカプトコハク酸,ジメルカプロール(BAL)やペニシラミンが用いられる.アメリカではジメルカプトコハク酸が,ヨーロッパでは 2,3 - ジメルカプト -1- プロパンスルホン酸,リボ酸が用いられる.

## 2)鉛中毒(表1[1] 分類 i )-a))

▶病因・病態

無機鉛は,成人では呼吸器で約40%,消化器からは10% 以下の吸収率であり,吸収された鉛はほとんどが骨に沈着するとされる.一方,加鉛ガソリンに含まれる四アルキル鉛などの有機鉛(表1[1]分類iii))は,気道および皮膚を通して吸収され,生体内で三アルキル鉛に代謝され毒性を現す.これらの鉛は血液脳関門を通過するので中枢神経症状が現れる.鉛による急性の毒性を示す症状は,わが国では,母親の使用した鉛白を含んだ白粉を乳児が経口摂取したための鉛脳炎,他国では家屋用鉛含有ペンキによる子どもの鉛中毒として報告されている.成

人では職業的な鉛曝露として，自動車のバッテリー生産，ラジエーター配管などでの酢酸鉛での中毒，吸入では，ペイント，ガソリン，鉛管からの水を飲んだ場合など，急性鉛中毒として，悪心，腹痛，脳症状（けいれん，昏睡）がある．

急性中毒症状として溶血性貧血がおこる機序について，次のような推定がある．鉛は，赤血球中のヘモグロビンの構成成分であるヘムの合成過程で必要なδ（デルタ）アミノレブリン酸脱水素酵素や，ヘム合成酵素（heme synthetase）を阻害する．前者は蓄積して神経毒性を発現し，後者のヘム合成酵素が機能しないと，本来プロトポルフィリン9と結合する鉄が，鉛のために結合しないので，フリーのプロトポルフィリンが増加することになり，ヘム合成が阻害され，ヘモグロビンができなくなり貧血に陥る．このときの溶血については，急性重症貧血を呈したときに，貧血症状のほかにヘモグロビン尿がみられることにより，赤血球の血管内溶血が示唆される．

一方，溶血機序について，ほかの報告では以下のとおりである．急性鉛中毒患者では，赤血球内にbasophilic stipplingがみられる．これは先天性溶血性貧血のヌクレオチド代謝回路系の異常としての，赤血球酵素異常症のピリミジン5'ヌクレオチダーゼ（P-5'-N）欠損症でみられるもの（P-5'-N欠損症は，赤血球内のribosomeの分解障害があるために生じる凝集物（RNA由来のピリミジンヌクレオチド）が，basophilic stipplingとなり，ATP合成阻害をおこし，解糖系の代謝障害で溶血する）と同じ特徴的所見をもつこと，それに血中の鉛が10 $\mu$g/dL以上を鉛中毒としているが，赤血球中の鉛濃度が200 $\mu$g/dLを超えるとP-5'-N活性が欠乏症レベルまで低下することから，P-5'-N活性が鉛の影響により低下，溶血性貧血が出現するものと推定されている．

▶治療・予後

急性の経口中毒の場合は牛乳や卵白を飲ませ，胃洗浄を行う．その後アメリカ疾病管理予防センター（centers for desease control and prevention：CDC）ではエラド酸カルシウムニナトリウム（EDTA），ジメルカプロール（BAL）とEDTAの併用（BALの筋注，3～4時間後にEDATの投与）またはD-ペニシラミンの経口投与が行われる．

## 3）ヒ素中毒（表1[1]　分類 i )-a)）

▶病因・病態

ヒ素は，工業薬品の原料，農薬，殺虫剤，乾燥剤，除草剤や半導体材料として使用されている．ヒ素水素（$AsH_3$）（表1[1]分類 i )）は無色，非刺激性の高毒素ガス（アシンガス）で，水と金属ヒ素化合物の反応により生成される．急性中毒症状は曝露後2～24時間に発現し，消化器症状（腹痛，悪心，嘔吐）があり，血液障害としてはヘモグロビン尿，黄疸，貧血症状が出る．これは溶血を示唆する所見で，溶血の機序としては，ヒ化水素が赤血球内で過酸化脂質を生成し，これが還元型グルタチオンを消費してしまうため，ヘモグロビン変性や赤血球膜障害をおこし，赤血球中に多量のNaが流入し，溶血をおこすとされる．1955年には無機ヒ素化合物の混入したドライミルクによる乳児の中毒事件があった．

無機ヒ素は細胞のSH基に結合し，細胞の代謝系酵素を阻害し，その代謝過程で必要なATP生成を減弱させる．

▶治療

急性期症状として，ヘモグロビン尿症が出た場合などは急性腎不全を起こすことがあり，ヒ化水素を含んだ赤血球を除くために交換輸血が行われる．その後キレート療法（BAL）やペニシラミンの投与が行われる．

## 4）銅中毒（表1[1]　分類 i )-a)）

▶病因・病態

銅中毒は，通常中毒量の硫酸銅（表1[1]分類 i )）で曝露されたときに溶血をきたす．無機銅が大量に血液中に入った場合に溶血をおこすとされるが，その機序は，赤血球内に侵入し，蓄積した銅が赤血球膜を損傷したり，ヘモグロビンを酸化させたり，解糖系や五炭糖リン酸回路系の代謝酵素を不活化させたりすることにより，溶血を惹起するといわれているが，この初期症状としての溶血は，血中無機銅濃度上昇のため赤血球損傷をおこし，溶血発作が引きおこされる．

▶治療・予後

劇症肝炎の肝型Wilson病では，溶血発作のときは，血漿交換を行うが，それ以外のときはトリエチ

レンかペニシラミンのいずれかまたはキレート薬と亜鉛の投与，肝移植が必要なこともある．

## 5) 一酸化炭素，青酸化合物，亜硝酸塩（表1[1] 分類ⅰ)-b))，ⅲ))

### ▶病因・病態

CO血症では，COがヘモグロビンに高濃度に結合し，組織への酸素の運搬，供給が低下する．亜硝酸塩（ニトレート，ニトライト，ニトログリセリン）（表1[1]分類ⅰ)）は，メトヘモグロビン還元酵素系の NAPH diaphorase 欠損，NADPH diaphorase 欠損，glutathione reductase 欠損例では，これらの化学物質やそのほかの酸化剤で酸化されたメトヘモグロビンを，通常のヘモグロビンに戻すことができず，酸素と可逆的結合ができないため貧血性低酸素症がおこる．

また新生児期には，亜硝酸塩やそのほかの酸化剤で NADPH を供給する glyceraldehyde phosphate dehydrogenase が未熟で，NADPH が赤血球内に少ないこともあり，赤血球内酸化が亢進した状態になり，メトヘモグロビン血症になる[3]．

さらに G6PD などの赤血球酵素異常症では，NADPH 生成量が低下していることもあり，赤血球中の還元型グルタチオン濃度が低いので，抗マラリア薬（表1[1]分類ⅲ)）やその他酸化剤，それにソラマメ貧血として知られているソラマメの飲食が，その含有物（デビシン，イソウラミル，ピリミジン誘導体など）（表1[1]分類ⅱ)-a)）により，この過程で生成する活性酸素（$O^2$）で，グルタチオンペルオキシダーゼ系による消去が不完全となり，赤血球膜障害をきたし溶血する．

### ▶治療・予後

赤血球酵素異常症での溶血を惹起する薬剤服用や，感染症罹患時の強い貧血には，赤血球輸血が行われる場合がある．

## 6) キノコ毒，ヘビ毒など（表1[1] 分類ⅱ)-a))

### ▶病因・病態

キノコ毒では，シャグマアミガサタケのモノメチルヒドラジンが，ヘモグロビン酸化剤として働き，メトヘモグロビン血症になり，溶血もみられる．

マムシ毒には，プロテアーゼ，ブラジキニンなどが含まれている．咬まれて血管内に毒が注入された場合は，血小板減少で出血傾向，横紋筋融解によって，ミオグロビン尿，血尿があるが，溶血はみられない．

一方，クモ毒としては，アメリカのクモ毒は赤血球膜上のメタロプロテアーゼを活性化するスフィンゴミエリナーゼ活性があり，膜上の glycophorin を切断し，補体依存性の溶血を起こすとされる．

植物由来のものとして，ソラマメの含有物による溶血性貧血については，本章-1 および 3 g のとおりである．

### ▶治療・予後

クモからの咬傷による補体依存性溶血性貧血では，抗血清の投与が行われる．

## 7) フグ毒，キニジン（表1[1] 分類ⅱ)-b))

### ▶病因・病態

フグ毒は，ホスホリパーゼ $A_2$ や CD55，CD59 などの膜表面タンパクを切断し，補体感受性を亢進させて溶血をおこさせる．

キニジンは，植物性アルカロイドで，抗不整脈薬として使用されているが，Na イオンチャネル抑制，カリウムイオンチャネル抑制作用，カルシウムイオンチャネル遮断作用ももつことで，溶血性貧血をきたすことがあるといわれる．

### ▶治療

胃洗浄，人口呼吸を行うが輸液にて排尿を促す．8 時間以上で回復することもある．

## 8) 合成有機化合物（表1[1] 分類ⅲ))

### ▶病因・病態

サルファ薬，フェナセチン，フェノール，クレゾール，ナフタレン，ニトロベンゼン，アニリン，フェニルヒドラジン，亜硝酸塩，ヒドロキシルアミン，ヘマチン，メチレンブルー，シスプラチン，プロトンポンプ阻害薬のオメプラゾールなど，ほとんどが芳香有機化合物であるが，前述したように，先天性溶血性貧血の赤血球酵素異常症の患者では，服用したとき，健常成人が同じ薬剤を大量に服用した場合より，溶血が重篤になりやすい．

ナフタレンは防腐剤として使用されているが，防虫剤の一部として含有されたりしている．小児では 2 g，成人では 5 ～ 15 g の経口摂取で最小致死量と

されているが，先天性溶血性貧血の G6PD 欠損症の小児では，250 〜 500 mg ぐらいの少量でも毒性が出現するとされる．また新生児期には NADPH 還元酵素の低下があるため，変性ヘモグロビンの Heinz 小体などが産生され溶血に至る場合もある．

除草剤として DCMU やイソウロンなどがあるが，アニリン系除草剤は摂取すると体内では加水分解され，アニリン誘導体を生じ，メトヘモグロビン血症がみられる[1]．

また染毛剤の酸化染料として，パラフェニレンジアミン(PPD)は，酸化剤($H_2O_2$(過酸化水素))などと，毛髪中で酸化重合させるもので，経口摂取したり，皮膚から体内に吸収されると，メトヘモグロビン血症となることがある．先天性ヘモグロビン還元酵素の異常症や GSH などの酵素が減少している G6PD 酵素異常症では Heinz 小体などを形成し，溶血性貧血を起こしやすい．

▶治療・予後

ビタミン C の大量経口摂取(0.5 〜 1.0 g)，または NADPH 依存性のフラビン還元酵素の働きを利用した．リボフラビンの経口投与(20 〜 60 g/ 日)を行う．

メトヘモグロビン還元酵素異常症によるものは，メチレンブルーの静注(1 〜 2 mg/kg)を行う．重症の場合は血液透析や交換輸血を行う．アニリン系除草剤によるメトヘモグロビン血症には，メチレンブルーやビタミン C 投与よりもむしろ交換輸血が適応とされる．

## 9) 薬剤による自己免疫性溶血性貧血

先天性赤血球酵素異常症以外に，後天性の薬剤による溶血性貧血があり，薬剤と赤血球膜との免疫反応により抗体が産生される．

▶病因・病態

①自己免疫型

$a$ -methyldopa やメフェナム酸に対する薬物抗体とともに，赤血球膜抗原に対する自己抗体が付着した赤血球が，血流を循環中に脾臓で捕捉され溶血する．

②薬物吸着型

ペニシリンまたはエリスロマイシンが，生体内でタンパク質と結合するために，ペニシリン抗体が産生され，さらにペニシリン自体も赤血球膜タンパク質とも強く結合するために，ペニシリン結合赤血球がペニシリン抗体と複合体を形成し，血液を循環中に脾臓で捕捉され溶血する．

③免疫複合型

ペニシリン，非ステロイド系抗炎症薬，抗結核薬などの薬剤が，ハプテンとして赤血球膜に付着することにより，この複合体を新しい抗原として認識した抗体が産生され，赤血球膜抗原系が変化したことで破壊され溶血する．

▶治療・予後

副腎皮質ホルモン薬の投与や，摘脾が行われることもある．

📖 文 献
1) 渋谷 温：化学物質による溶血性貧血 - 新領域別症候群シリーズ 血液症候群 I 第 2 版，日本臨牀社 ,2013；383-389
2) 佐藤哲男，仮家公夫，他(編)：医薬品トキシコロジー 改訂第 4 版，南江堂，2010
3) 渋谷 温：メトヘモグロビン血症．小児内科 2003；35 (増)：1143-1146
4) 黒川顕(編)：中毒症のすべて—いざという時に役立つ，的確な治療のために，永井書店，2006

**📖Summary** 先天性，後天性（続発性）溶血性貧血の検査所見とその特徴

第Ⅱ章のまとめとして，著者経験例をもとに先天性，後天性（続発性）溶血性貧血の検査所見とその特徴を以下に記す．

| 検査 ＼ 病名 | | 遺伝性球状赤血球症(HS) | | ヘモグロビン欠損症 | | | | |
|---|---|---|---|---|---|---|---|---|
| | | 脾摘前 | 脾摘後 | αサラセミア | βサラセミア | 不安定ヘモグロビン | HbS症 | |
| 末梢血（赤血球） | Giemsa 染色 | 小型球状(多) | 小型球状(少) | 小型赤血球 標的赤血球 | 小型赤血球 標的赤血球 | 封入体 (赤血球内) | 鎌状 | |
| | EMA 染色 | 暗い | 少し暗い | 明るい | 明るい | 明るい | 明るい | |
| | 超生体染色 | | | HbH の斑点像 | Mentzer index<13 | Heinz 小体 (赤血球内) | | |
| | FITC band3 抗体での 細胞質側 | 厚いリング像 | | 細いリング像 | 細いリング像 | 細いリング像 | 細いリング像 | |
| HPLC 波形 | | 時に HbF 波がみられる | | HbA1C の低下 | HbA2 の上昇 | 異常波形の出現 | 異常波形 | |
| Isopropanol test | | | | | | 沈殿物(＋) | | |
| 50%Glycerol lysis test | | 短縮 | | 延長 | | 延長 | | |
| 耐熱試験 | | | | | | 沈殿物(＋) | | |
| ＊赤血球浸透圧抵抗試験 (parpart 法) | | 抵抗減弱 | | 抵抗亢進 | 抵抗亢進 | 抵抗亢進 | | |
| SDS-PAGE での band3 タンパク量 | | 減量している 30% の例でみられる | | | | | | |
| アンキリン，スペクトリン像 | | 減少している例もある | | | | | | |
| 膜タンパク分解物の解析 (WB 法と質量解析法) | | アンキリンやスペクトリンの低分子化 band 像と band3 領域への混入 | | | アンキリン低分子が混入. band3 領域へ変性ヘモグロビンが 28 ～ 35 kDa で出現 | band3 領域に変性αグロビンまたはβグロビンの混入 | 28～35 kDa で変性α グロビンの出現 | |
| 赤血球膜 タンパク遺伝子変異 | | SLCA4A1 (band3) 100 種 ANK-1 (アンキリン) 62 種 SPTA(α - スペクトリン) 36 種 SPTB(β - スペクトリン) 42 種 EPB4.1 (band4.1) 5 種(完全欠失) EPB4.2 (band4.2) 4 種 | | α鎖変異 4 種 | β鎖変異 5 種 | 不安定ヘモグロビン：多種 異常ヘモグロビン：多種(わが国では 10 種) | β GAG(Glu) ↓ GUG(Val) | |

＊健常人の溶血開始の食塩水濃度は 0.45~0.5% で，完全溶血は 0.25%~0.3% である．一方 HS 患者の溶血開始は 0.55%~0.6% で，80% 溶血は 0.45% で完全溶血は 0.3% であるので，HS 患者の溶血は健常人に比し低濃度の食塩水に対し溶血が早くなるという抵抗減弱がある．逆に溶血を来さない場合は抵抗亢進となる．
50% Glycerol lysis test では HS で早く溶血し，ヘモグロビン異常症や鉄欠乏性貧血では溶血は遅延する．

| 赤血球酵素異常症 | | | 巨赤芽球性貧血 | 自己免疫性溶血性貧血 | 鉄欠乏性貧血 | CDA-II | その他の貧血 |
|---|---|---|---|---|---|---|---|
| G6PD 欠損症 | P-5'-N 欠損症 | PK 欠損症 | | | | | |
| 正球性正色素性の赤血球 | | 有棘赤血球 | 大型赤血球 多核白血球 | 小型赤血球 | 小型赤血球 | 2~3 核をもつ赤芽球 | 小型 奇形等 |
| 比較的明るい | | | | FITIC label 抗 IgG 抗体で表面に顆粒像 | 明るい | 暗い | 比較的明るい |
| Heinz 小体（赤血球内） | 塩基性斑点（赤血球内） | | | | Mentzer index>13 | | |
| 細いリング像 | | | | 細いリング像 | 厚いリング像 | | |
| 時に HbF 波 | | | | | 異常波形 | | |
| | | | | 延長 | | | |
| | | | | | | | |
| | | | 軽度抵抗減弱 | 抵抗減弱 | 抵抗亢進 | 抵抗減弱 | |
| | | | | | band3 量豊富 | band3 量減少 | |
| | | | | | | | |
| 185 種以上 | 25 種 | 97 種 | | | | | 原疾患のもの |

II

先天性溶血性貧血と後天性溶血性貧血

# 第Ⅲ章
# 脾臓との関わり

# 1 脾臓摘出の適応と合併症の対策

### POINT

▸ 脾臓の存在は溶血性貧血と関連性がある
▸ 脾臓摘出には適応疾患の選別と摘出時期が重要である
▸ 脾臓摘出後の合併症とその予防が重要である

## 1）脾臓の発生と発達

　脾臓の造血機能は，胎生7か月ぐらいまではリンパ球の成熟や機能をもたせる重要な臓器であるが，出生後その機能は骨髄，胸腺，リンパ節などに移行し，生後5か月で臓器そのものの成熟が最高となり成人域に達する．腹腔内位置は左側腹部に充実性の楕円形の臓器として存在し，右中央に脾切痕というくびれがあり，腫大してくると左側腹部より右斜め下方に触知されるようになる．乳幼児期の腹部は平坦であるので触知されやすくなるが，脾腫大の測定には腹部超音波により肋骨弓上の脾臓の大きさも考慮して実物大の測定が必要である（図1）[1]．

　解剖学的にはリンパ節とほぼ同様の構造を呈するが，被膜に囲まれ，被膜内は赤血球や血管が豊富な赤脾髄とリンパ球を多く含むリンパ濾胞が組織内を輪状に点々として存在する白脾髄がある．これらを果実に例えれば赤脾髄は果肉で白脾髄は種に相当する．この脾臓内に赤血球，白血球，血小板は脾動脈から辺縁洞へ流入し，リンパ球や血小板は白脾髄へ，赤血球，白血球，血小板などは赤脾髄の脾洞へ入り，循環中に古い赤血球，変形赤血球，抗体の付着した赤血球，同じく同様の血小板も脾洞壁の貪食細胞系により，捕捉，貪食処理される．これらを免れた細胞は静脈洞から脾静脈を通って，体循環系に流入する（図2）[1]．

　これらからすると，筆者の経験では，遺伝性球状赤血球症（hereditary spherocytosis：HS）の脾腫大例では軽度から中等度の腫大が大半で，非常に大きい

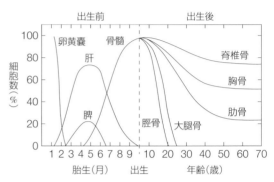

図1　胎児期および成人の造血組織の変化
〔Wintrobe MM, Lee GR, *et al.*：*Clinical Hematology*.8th ed, Lea & Febiger, Philadelphia, 1981：49-50〕

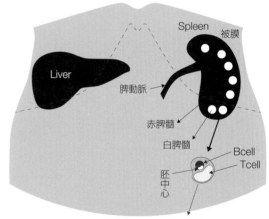

図2　脾臓の位置と構造
〔Wintrobe MM, Lee GR, *et al.*：*Clinical Hematology*.8th ed, Lea & Febiger, Philadelphia, 1981：49-50〕

症例はなかった．しかし一方，不安定ヘモグロビン症の一部では中等度の脾腫大を呈した例もみられ，わが国では少ない重症のサラセミア（tharassemia）や鎌状赤血球（HbS）症などは中等度以上の脾腫大もみられている．

　一方，特発性血小板減少症では脾腫大を呈するものはみられないので，血小板という小型の細胞であるため脾臓はさほど腫大しないといわれている（図3）[2]．

---

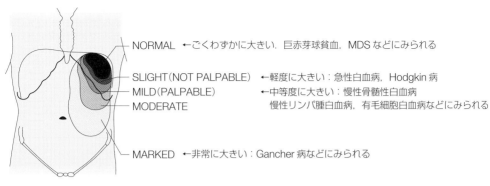

**図3　脾腫大の程度**

〔Erslev AJ：Hypersplenism and hyposplenism. In：*Williams Hematology*. 6th ed, McGraw-Hill, New York. 2001；683-687〕

Ⅲ

脾臓との関わり

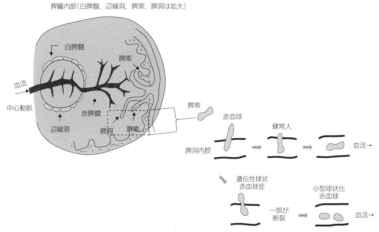

**図4　脾臓循環中の赤血球の動態**

〔渋谷　温：小児溶血性貧血の溶血機序とその解析. 埼玉県小児血液同好会100回記念誌 2014；11-18〕

## 2）脾臓の機能と各種疾患との関わり

### ▶機能

先天的に脾臓がない無脾症や脾摘した患児では，Howell Jolly 小体の存在する赤血球や Heinz 小体を有する赤血球が流血中を循環している．脾臓はこれらの物質を赤血球から除く "種抜き" と呼ばれる現象があるとされる．これらの小体は赤血球の辺縁に押し込まれ赤血球膜とジスフィド架橋を形成しているので，これらが脾洞壁の 1〜3 μm の小隙間を通過するときに核が摘み取られたり，引きちぎられて取り除かれるという．赤血球は酵素活性の低下，赤血球膜成分の糖タンパク（とりわけシアル酸の減少）の変化，また赤血球表面上に IgG 抗体やその他の自己抗体を付着した状態で，脾臓中の血流を循環している間に脾索中の貪食細胞（マクロファージ等）により異物として捕捉，貪食され破壊されて約120日の寿命を終える．

一方，血小板も脾臓循環中に赤血球同様にマクロファージ等に取り込まれるが，通常の状態では循環血小板の 30% のものが脾臓に貯えられるとされるので摘脾後の早期は末梢血で血小板は増加する．

白血球も膜表面上の変化（自己抗体の付着など）で白血球の一部は脾臓内で取り込まれ末梢血中で減少することもある．

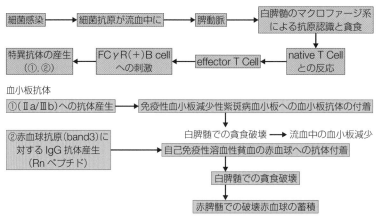

**図5** 感染症併発時の脾臓循環中の各種血球の動態と血小板または赤血球抗体の産生

①：血小板抗体産生系，②：赤血球抗体産生系

## ▶脾臓内の各種血球の分布と循環動態（図4）[3]

### ①赤血球

ⅰ）血流

脾動脈 → 辺縁洞 → 解放脾索 → 静脈洞 → 細い隙間での補足 → 赤血球破壊

ⅱ）捕捉の原因

a)形の変形（遺伝性球状赤血球症での変形能が少ない円形赤血球）

b)粘稠度の増加（HbSS，HbCC）

ⅲ）赤血球死滅の原因

a)Na ポンプ維持の基質の欠乏（band3 の低下）

b)PH の低下

c)マクロファージの攻撃

脾索のシアル酸の欠乏に伴う表面に出たガラクトースの認知，IgG 抗体の付着

d)Heinz 小体の存在（グルコース -6- リン酸脱水素酵素欠損症）で赤血球膜障害による破壊

### ②白血球

a)リンパ球　顆粒球が存在するのは白脾髄にある

b)T リンパ球・B リンパ球の分布は B リンパ球が多い

c)マクロファージ系は豊富に存在

### ③血小板

循環中にマクロファージ系に捕捉される.

## ▶脾腫をきたす血液疾患の種類とその背景（図5）

溶血性貧血は赤血球自体に異常がある場合と赤血球をとりまく外界因子の異常で赤血球が破壊し溶血現象をおこす場合がある．赤血球自体でも膜に異常がある遺伝性球状赤血球症，赤血球酵素に異常のある G6PD 欠損症，ピルビン酸キナーゼ欠損症などがあり，外来因子異常では赤血球抗体が産生される自己免疫性溶血性貧血などがある．いずれも脾臓を通過中にこれらの赤血球は貪食，破壊され脾腫が出現してくる．

ⅰ）遺伝性球状赤血球症

遺伝性球状赤血球症の赤血球は脾索で一部赤血球膜の一部が引きちぎられ小型となった赤血球が循環中に流れたり，また引きちぎられた膜タンパクの一部は microvesicles と破壊された赤血球が抑留されマクロファージにより捕捉，貪食され，赤脾髄中に充満した結果脾腫大をきたす．自験例での解析では band3 の量とヘモグロビン値や脾腫大との関連性があった．脾腫大が高度な例ほど band3 量は少ないという負の相関，ヘモグロビン値が低い例ほど band3 量が少ないという正の相関があり，band3 の量と赤血球破壊は密接な関係があると考えられる．

ⅱ）その他の溶血性貧血

a)サラセミア：ホモ接合型のサラセミア（thalassemia major）の大部分に，またヘテロ接合型の β サラセミア（thalassemia minor）の約 1/3 の症例に脾腫大がみられる．グロビン鎖産生不均衡の結果生じた過剰の非結合グロビン鎖が赤血球

表1 HS の重症度分類と脾摘の適応基準

| 分類 | 無症候キャリア | 軽症 | 中等症 | 重症 |
|---|---|---|---|---|
| ヘモグロビン値(g/dL) | 正常 | 11〜15 | 8〜12 | 6〜8 |
| 網赤血球(%) | 3% 未満 | 3〜6 | 6以上 | 10以上 |
| ビリルビン値(mg/dL) | 17以下 | 17〜34 | 34以上 | 51以上 |
| 赤血球膜・スペクトリン量(%)<br>(患者/正常×100) | 100 | 80〜100 | 50〜80 | 40〜60 |
| 脾摘 | 必要なし | 少年から青年期必要なし | 思春期以前に必要 | 必要だが出来れば6歳以上で |

〔Bolton-Maggs PH, Stevens RF, *et al,*：Guidelines for the diagnosis and management of hereditary spherocytosis；*Br J Haematol* 2004；126：455-474〕

表2 HS の検査値による重症度分類と脾摘の適応基準(渋谷 温 私案, 2018)

| 分類 | 無症候キャリア | 軽症 | 中等症 | 重症 |
|---|---|---|---|---|
| ヘモグロビン値(g/dL) | 正常 | 11〜15 | 8〜12 | 6〜8 |
| 網赤血球(%) | 3% 未満 | 3〜6 | 6以上 | 10以上 |
| ビリルビン値(mg/dL) | 1.7以下 | 1.7〜3.4 | 3.4以上 | 5.1以上 |
| アンキリン遺伝子変異またはスペクトリン遺伝子変異で胆石の合併 | なし | あり | あり | なし/あり |
| 脾摘 | 必要なし | 少年から青年期必要なし，時に胆石が大きな時，胆摘も含む | 思春期以前に必要．胆摘も含む | 必要だが出来れば3歳以上で |

〔渋谷　温：先天性溶血性貧血. 小児科診療 2009；72：321-328 を改変〕

内に凝集，沈殿し，細胞膜に付着し赤血球の柔軟性が障害され脾臓内の類洞壁小間隙の通過が妨害され溶血する．

b)不安定ヘモグロビン症：赤血球内に異常ヘモグロビンが沈殿し，Heinz 小体が形成され，赤血球膜に付着し赤血球の柔軟性を欠き脾臓内で捕捉，貪食されるため脾腫大をきたす(第 II 章-1 Study6 を参照)．

c)鎌状赤血球(HbS)症：通常小児期に脾腫大が，成人になるとむしろ脾栓塞があり脾臓は萎縮してくる．鎌状赤血球症で脾腫大に至る機序は次のとおりである．鎌状赤血球が赤血球内で凝集し長い重合体を形成するため，赤血球膜は変形し鎌状形態をとる．以後，脾索での捕捉・破壊される．

d)赤血球酵素異常症：G6PD 欠損症が世界およびわが国でもっとも多い．G6PD 欠乏のため酸化

物である赤血球内に蓄積したヘムとグロビンが乖離した不溶性の変性グロビン(Heinz 小体)を排除できず，これらが赤血球膜とジスルフィド架橋を形成するため赤血球の可動性が制限され脾臓内で捕捉，破壊される．ヘテロ接合型の軽症例では脾腫大はみられない．

e)慢性特発性自己免疫性溶血性貧血：温式 IgG 抗体陽性で，しかもステロイド療法などの不応例に脾臓摘出(脾摘)がなされる．冷式 IgG 抗体陽性の免疫性溶血性貧血では，赤血球破壊の場が補体系 C3b レセプターを有する肝臓とされるので脾摘は行われない．Rh 式血液型不適合妊娠による新生児溶血性貧血(胎芽赤芽球症)では母体由来の経胎盤性の IgG 抗体結合胎児赤血球が脾臓で捕捉，破壊され脾腫大をおこす．発生頻度が高い ABO 式血液型不適合の場合は溶血の程度が軽いものが多い．高度の溶血

表3　HS の Eber SW らの脾摘基準

| | 無症状 | 軽症 | 中等症 | 重症 |
|---|---|---|---|---|
| Hb（g/dL） | 正常 | 11〜15 | 8〜12 | 6〜8 |
| 網状赤血球（Index） | 3 以下 | 3.1〜6 | 6 以上 | 10 以上 |
| T-Bil（mg/dL） | 1.7 以下 | 1.7〜3.4 | 3.4 以上 | 5.1 以上 |
| spectrin 量（%）<br>＜健常人比＞ | 100 | 80〜100 | 50〜80 | 40〜60 |
| Osmotic fragility<br>（浸透圧試験） | 正常 | 軽度減弱 | 減弱 | 減弱 |
| 脾臓摘出 | 必要なし | 思春期までなし | 学童期まで<br>必要なし | 3 歳まで待つ |

〔Eber SW, Armbrust R, *et al*：Variable clinical severity of hereditary spherocytosis；relation to erythrocytic spectrin concentration, osmotic fragility, and autohemolysis. *J Pediatr* 1990；117：409-416〕

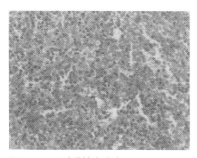

図6　HS の脾臓摘出適応としての重症度
　　　を赤血球膜タンパクから見た場合
脾摘された HS の脾臓の組織切片では，貪食された赤血球が充満している．
重症は spectrin が 50% 近くまで減少（健常人比）（主に α-spectrin でみた場合）

をおこす例は 10% 程度である．

f) 巨赤芽球性貧血：ビタミン $B_{12}$ 欠乏，葉酸欠乏による赤血球系の成熟障害では無効造血があるので骨髄で赤芽球系は過形成であるが赤血球は骨髄で破壊され，循環している赤血球の寿命も短縮し，これらを捕捉，貪食するため脾腫大が出現する．同様の欠陥が白血球系，血小板系にもみられ白血球減少，血小板減少がある．

## 3）脾臓摘出の適応と術式

### ▶全摘出術
代表的脾摘適応血液疾患を以下にあげる．
①遺伝性球状赤血球症
②特発性血小板減少性紫斑病

③サラセミア，赤血球酵素異常症，ヘモグロビン異常症
脾腫大を有する免疫不全症や腎障害を合併している溶血性貧血例は要注意であり，検討が必要である．

### ▶部分摘出術による塞栓術
開腹による脾臓全摘出が行われていたが近年では腹腔鏡を応用した腹腔鏡内摘出術が行われている．術後の合併症も少なく，患者に与える苦痛は少ないとされ広く行われているこの術式では合併症も少ないため，脾臓摘出術が行われるが，残存した脾臓により，再び溶血症状がみられることや，塞栓が出現することもあり，塞栓症が懸念されている．

### ▶全脾臓摘出後の感染症予防と合併症
脾臓摘出：遺伝性球状赤血球症の適応基準として Bolton-Maggs PH らの基準（**表1**）[4]では，重症から中等症以上（ヘモグロビン値 8〜12 g/dL で網赤血球 6% 以上，血清ビリルビン値 3.4 mg/dL 以上）の病例である．膜タンパクの spectrin 量（健常人の 50〜80%）により重〜軽症が規定されているが，わが国では band3 減少例がしばしばみられているので，筆者は基準（**表2**）[5]をヘモグロビン値 9〜11.9 g/dL，網赤血球 6% 以上，血清ビリルビン値 3.4 g/dL 以上，ankyrin 遺伝子変異を有するか，または spectrin 遺伝子変異で胆石をもつものとした．さらに ankyrin 異常を伴うものは中〜重症型が多いので，脾摘の適応になると考えている．5 歳未満での脾摘

表4　小児血液疾患における脾摘(わが国報告)例の疾患分布

| | 遺伝性球状赤血球症 | 慢性ITP | 溶血性貧血 | WAS(XLT) | 脾機能亢進症 |
|---|---|---|---|---|---|
| 堀越ら(2003年) | 24 | 18 | 5 | 3 | 3 |
| 自験例(2005年) | 20 | 6 | 3 | 2 | 1 |

〔堀越泰雄：脾臓摘出の適応．第16回日本小児脾臓研究会2003年／渋谷　温：小児血液疾患と脾臓の関わり．第18回日本小児脾臓研究会2005年〕

は肺炎球菌感染により重症化がするとされるが，しかし近年では肺炎球菌ワクチンの定期接種が実施され，これらの菌に対する基礎的な免疫ができており，しかも術前に2歳以上では多種肺炎球菌のsub-typeの膜抗原に対しての抗体を含むワクチンが接種可能である．肺炎球菌に対する初期抗体は脾臓免疫細胞のB1細胞で産生されるが，その後の抗体を産生するB2細胞は腸管細胞に存在しているとされ，脾摘後もワクチンによる抗体産生は行われる．一方，輸血回数が多くなると成長発育に悪影響を及ぼすので，思春期までには脾摘を行うべきと考えられる．

　一方のspectrin遺伝子変異であった場合は，低発現型の変異を二重ヘテロ接合体を呈したときは遺伝性球状赤血球症となるが，$\alpha$-spectrinは$\beta$-spectrinの3〜4倍の発現量があるので高度の貧血をきたすようなことは少ないとしている．そのほか，中等症では，spectrinが20〜30%の減少(健常人比)，$\beta$-spectrinの場合や重症例では，spectrinが50%近くまで減少し，しかもankyrin欠損の合併がある場合がある(図6)．

　また中等度〜軽症では，spectrinとankyrinの合併した場合で上記両者欠損でいずれも20〜30%の減少．band3やprotein4.2の欠損などの報告もある．spectrinよりankyrin異常のほうが重症としている．

　欧米の遺伝性球状赤血球症の脾臓摘出の適応基準としてはEber SWらの脾摘基準などがある(表3)[6]．

### ▶その他の溶血性貧血の脾摘(表4)[7, 8]

#### ①赤血球酵素異常における脾摘

ⅰ)ピルビン酸キナーゼ欠損症

・頻回の輸血による重症例では鉄過剰の危険性を考慮して脾摘がなされる．

・ヘモグロビン値で1〜2 g/dL程度の貧血の改善がみられる．

・最近Agios社よりAG-348という経口薬による治験報告がアメリカ血液学会(American Society of hematology：ASH)の年次総会で発表され，2,3-DPG活性の蓄積を解除しATP産生を促すTCAサイクルでのピルビン酸を産生させ貧血を改善させると考えられている．1日2回の約2週間経口投与により約1〜2 g/dLのヘモグロビンの回復がみられたという．

・神経症状などが合併するGPI(glucose phosphate isomerase)，PFK(6-phospho-fructokinase)，ALD(fructose-1.6-diphosphate aldolase)，PGK(phosphoglycerate Kinase)などの膜異常症では脾摘の効果はみられるものの血栓症の合併もみられるので慎重に決定すべきである．遺伝性有口赤血球症では脾摘による凝固能亢進，血栓症もみられる．

ⅱ)G6PDの異常症では脾摘が行われることはないが，溶血発作のとき，Hbと非可逆的結合をするハプトグロビンは血清中から減少するので，ハプトグロビン製剤の輸注を行い遊離ヘモグロビンの尿中への排泄を防ぐといわれている．ただしハプトグロビンは急性期反応物質なので感染時に上昇することもあるので注意する．そのほか，抗酸化作用を有するビタミンE製剤の投与が行われることもある．

ⅲ)グルタチオン合成異常症では脾摘は行われていないが，ビタミンCやビタミンEなどが投与されている．

ⅳ)Tarui病では脾摘は行われていないが，高尿酸血症による腎障害や痛風を防ぐため，抗尿酸合成阻害のアロプリノールなどが必要とされる．

ⅴ)ヘキソキナーゼ異常症(Hexokinase deficiency)では脾摘が行われることもある．葉酸の補充も行われ輸血が頻回の場合は徐鉄剤の内服も行われている．

## ②ヘモグロビン異常症における脾摘

### ⅰ）不安定ヘモグロビン症

　重症の貧血をきたす例では脾摘が行われることがあり1～2g/dL程度の貧血の回復はみられるものの脾摘後の貧血が十分でないことがある．著者らの経験では，Hb Sabine例では，脾摘後ヘモグロビン値2g/dL程度の回復はあるものの溶血症状もみられている．この原因としては，封入体（Heinz小体類似）の変性グロビンが赤血球膜をATPと競合阻害をきたし，膜障害をおこさしめ血管内および血管外溶血をきたしているものと推測している．また，脾摘後にIgA腎症が悪化したHb Köln症も経験し，脾臓の存在の複雑性がみられる．

### ⅱ）鎌状赤血球症

　鎌状赤血球を有するHbS症ではHbFの含量を高め，ヘモグロビンの重合形成を防止する薬物としてのhydroxyurea（HU）を投与すると，赤血球の鎌状化が改善するという．骨髄移植なども行われているが，遺伝子編集技術での治療が行われていると同時にiPS細胞での治療も考えられている．サラセミア重症例やこの疾患のホモ接合型の症例では，脾摘が行われているが，それまで輸血が頻回な場合は，徐鉄剤の投与が行われている．骨髄移植を受けた例もある．$\delta\beta$thalassemiaでは新生児期の溶血を回避できれば特別な治療は必要ないとされている．

### ⅲ）そのほか，脾摘が行われた症例では溶血を伴う先天性赤血球形成異常性貧血（congenital dyserythrapoietic anemia：CDA）があるが，CDA-Ⅱ型およびCDA-Ⅲ型では一部貧血の改善がみられたが，CDA-Ⅰ型では無効であるとされている．

## 4）脾臓摘出後の感染症

　OPIS症候群（Over whelming post splenectomy infection syndrome）といわれる敗血症などの重篤な感染症に罹患しやすい（表5）[9]．

　近年の欧米の報告として以下を挙げる．

　オランダにおいて多数の脾摘例の細菌感染の発生数について，538人の分析可能な症例で，脾摘者の60％に肺炎球菌ワクチンが接種され，脾摘後38人に細菌感染症が発生し，脾摘後30日以内では45％

### 表5　脾摘後の感染症の症状と予防

| 起炎菌 | 有莢膜細菌が多い<br>肺炎球菌，髄膜炎菌，インフルエンザ菌<br>帯状疱疹ウイルス，インフルエンザウイルスなど |
|---|---|
| 特徴 | 急激な経過を取り高い死亡率がみられる（50～75％）<br>悪寒，嘔吐，腹痛，発熱で数時間の昏睡状態，ショック状態となり致死的経過をとる<br>その他，DIC，低血糖，電解質異常を呈する脾摘2年以内でおこる |
| 予防 | 肺炎球菌ワクチンPCV7，PCV13，PPV23 |

〔Price VE. Dutta S, *et al*：The prevention and treatment of bacterial infections in children with asplenia or hyposplenia,practice consideration at the Hospital for Sick Children,Toronto. *Pediatr Brood Cancer* 2006；46：597-603〕

の症例でみられたという．肺炎球菌による髄膜炎は1例だけだったとしている．

　また，ドイツにおいては，2011～2013年までに脾摘をうけた52例と脾摘をうけていない52例で，肺炎球菌ワクチンの接種の有無と感染（OSPI）の有無について検討された．脾摘群では，肺炎球菌ワクチン接種は42％で，追加接種も10％と低かった．脾摘群は非脾摘群に比し感染率が高く起炎菌は肺炎球菌が42％であり，脾摘後の肺炎球菌ワクチンの重要性が示された[10]．

　肺炎球菌は，細胞壁にあるタイコ酸とリン酸コリンPAF（血小板活性化因子）により，個体細胞に孔をあけて細胞を移す能力をもっている．

　一方，わが国での脾摘60例をまとめた堀越らの報告では，溶血性貧血のうち遺伝性球状赤血球症24例では，いずれも貧血の改善がみられ，抗生物質の予防内服なしで重大な感染症は発症してなかったとしている[7]．

　しかし，一方，Wiskott-Aldrich症候群（Wiskott-Aldrich syndrome：WAS）の3例では脾摘により血小板の改善やST合材の予防投与を行ったにもかかわらず，2～11年後に肺炎球菌の敗血症で，いずれも死亡したとしている．また，そのほか，特発性血小板減少性紫斑病や自己免疫性溶血性貧血では，これらの合併症もなかったとして，脾摘の有用性を述べている．

　このことから，免疫不全症や不安定ヘモグロビン症では赤血球膜障害があるもの，遺伝性球状赤血球症では貧血の重症度や膜異常の局在部位などを分析し，5歳以上との年齢にこだわらず慎重にイン

表6 肺炎球菌ワクチンの接種と適応症

| ワクチン接種が推奨される集団 | | | 推奨度＊ |
|---|---|---|---|
| | | 65歳以上の人 | A |
| 免疫能正常者 | 2〜64歳の人 | 慢性心疾患系疾患，慢性肺疾患，または糖尿病を有する人 | A |
| | | 機能的または解剖学的，無脾症の人 | A |
| | | アルコール依存症，慢性肝疾患，または脳脊髄液漏を有する人 | B |
| | | 特殊な環境または社会状況で生活している人 | C |
| 免疫能低下者 | HIV感染，白血病，慢性腎不全など免疫能が低下した2歳以上の人 | | C |

※ A：ワクチン仕様の推奨を裏付ける強力な疫学的知見と相当な臨床的利益がある．
　B：ワクチン仕様の推奨を裏付けるある程度の知見がある．
　C：ワクチン接種の有効性は証明されていないが，疾患発祥のリスクが高く，ワクチン接種により利益が得られると考えられ，しかもワクチン接種が安全であることから，ワクチン接種の妥当性が示される．
肺炎球菌多糖体ワクチンの使用に関する勧告
〔アメリカ疾病予防管理センター（CDC）・アメリカ予防接種諮問委員会（ACIP）〕

表7 CDCとわが国におけるハイリスク小児における肺炎球菌ワクチン接種の報告

| | CDCの予防接種諮問委員会[12] | わが国 |
|---|---|---|
| 2〜5歳（24〜59M）ハイリスク小児＊骨髄移植後の小児 | PCV7からPPSV23へ術後1年目にPPSV23術後1年目と2年目にPPSV23 | ・4か月〜15歳（1985）[13]：PNEUMOVAX®でITP4名，HS8名　脾摘前（4〜7か月）：3.7倍上昇　脾摘後（15〜41か月）：4.7倍上昇 |
| 5〜9歳 | PPSV23を脾摘後14日以上で接種を勧める | ・5〜27歳（1992）[14]：PNEUMOVAX®でITP12名，HS11名：2.7〜6.8倍上昇・1歳4か月〜2歳4か月（1995）[15]：PNEU-MOVAX®で　無脾症6名（3歳8か月〜12歳10か月）：IgG，IgG2が有意に上昇　（PCV14，PCV7を接種していた場合でも→脾摘前後のPPSV23を接種） |
| 再接種 | 脾摘小児：PPSV23（初回から5年後）鎌状赤血球症：PPSV23（初回から6〜8年後）追加接種としてPVC7の有効性の報告[16] | PCV7接種1年後に肺炎球菌性髄膜炎に罹患した12か月男児例[17]→ PPSV23で |

＊ハイリスク小児：鎌状赤血球症，異常ヘモグロビン症，先天的・後天的無脾症，脾機能障害，HIV感染，免疫不全，遺伝性球状赤血球症慢性疾患のもの．
〔アメリカ疾病予防管理センター（CDC）・アメリカ予防接種諮問委員会（ACIP）／村中清一郎，加藤俊一，他：ハイリスク小児に対する肺炎球菌ワクチンの使用経験．小児科診療 1985；48：781-786／高橋　望，西野仁美，他：脾摘後に肺炎球菌ワクチン（Pnemovax）を接種した患児の検討．小児科診療 1992；55：516-520／清水　隆：無脾症候群における感染予防について―肺炎球菌ワクチン投与後の年齢別抗体反応の検討―．日本小児循環器学会雑誌 1995；11：763-766／伊藤祐史，原紳也，他：肺炎球菌結合型ワクチン1回接種後に発症した肺炎球菌性髄膜炎の12か月男児例．日児誌 2012；116：1108-1111／ Smets F, Bourgois A, et al.: Randomised revaccination with pneumococcal polysaccharide or coujugate vaccine in asplenic children previously vaccinated with polysaccharide vaccine. Vaccine 2007；25：5278-5282〕

フォームドコンセントをとり，脾摘を決定すべきものと考えられる．

　免疫不全症の一型であるWiskott-Aldrich症候群では，血小板減少を伴い，難治性慢性特発性血小板減少症として脾摘が行われることがあるが，初期には湿疹や免疫細胞の異常や免疫不全などの特徴はなく

X連鎖血小板減少症としているが次第に免疫不全の特徴が出現してくる場合がある．免疫不全はT細胞の進行性減少血清IgMの低下，多糖体に対する抗体産生不全，NK細胞活性低下，T細胞の保護をするCD43分子の異常やregulatoryT細胞（CD4陽性，CD25陽性，FoxP3陽性）の機能発現不全がおこ

脾臓との関わり

り，脾摘とはまた別の免疫機構の不全により肺炎球菌感染症が重症となるものと考えられる[11]．

　その他 OPSI をおこす起因菌として髄膜炎菌も肺炎球菌と同じく莢膜多糖類細菌であるので2歳以降の接種が望まれているが，現在わが国では希望者の任意接種となっている．今後，脾摘者での発症も考慮しインフルエンザ菌 b 型（Hib）ワクチンのように，定期接種に移行する可能性もあると考えられる．

　一方遺伝性球状赤血球症など溶血性疾患でのヒトパルボウィルス B19 による aplastic crisis の発症があることを考慮し，このワクチンの開発も望まれる．アメリカでは，これらのワクチン接種が一部で行われている情報もある（表6[12]，7[13～17]）．

### 文　献

1) Wintrobe MM, Lee GR, *et al.*：*Clinical Hematology.*8rd ed, Lea & Febiger, Philadelphia, 1981；49-50
2) Erslev AJ：Hypersplenism and hyposplenism.In：Williams Hematology.6rd ed, *McGraw-Hill*, New York 2001；683-687
3) 渋谷　温：小児溶血性貧血の溶血機序とその解析．埼玉県小児血液同好会100回記念誌 2014；11-18
4) Bolton-Maggs PH, Stevens RF, *et al.*：Guidelines for the diagnosis and management of hereditary spherocytosis：*Br J Haematol* 2004；126：455-474
5) 渋谷　温：先天性溶血性貧血．小児科診療 2009；72：321-328
6) Eber SW, Ambrust R, *et al.*：Variable clinical severity of hereditary spherocytosis：relation to erythrocytic spectrin concentration, os-

7) 堀越泰雄：脾臓摘出の適応．第16回日本小児脾臓研究会，2003年
8) 渋谷　温：小児血液疾患と脾臓の関わり．第18回日本小児脾臓研究会，2005年
9) Price VE. Dutta S, *et al.*：The prevention and treatment of bacterial infections in children with asplenia or hyposplenia,practice consideration at the Hospital for Sick Children,Toronto. *Pediatr Brood Cancer* 2006；46：597-603
10) Stoehr GA, Rose MA, *et al.*：Immunogenity of sequential pneumococcal vaccination in subjects splenectomised for hereditary spherocytosis *Br J Haematol* 2006；132：788-790
11) Haas KM, Poe JC, *et al.*：B-1a and B-1 b cells exhibit distinct developmental requirements and have unique functional roles in innate and adaptive immunity to S.pneumoniae *Immunity* 2005；23：7-18
12) アメリカ疾病予防管理センター（CDC）・アメリカ予防接種諮問委員会（ACIP）
13) 村中清一郎，加藤俊一，他：ハイリスク小児に対する肺炎球菌ワクチンの使用経験．小児科診療 1985；48：781-786
14) 高橋　望，西野仁美，他：脾摘後に肺炎球菌ワクチン（Pnemovax）を接種した患児の検討．小児科診療 1992；55：516-520
15) 清水　隆：無脾症候群における感染予防について - 肺炎球菌ワクチン投与後の年齢別抗体反応の検討 -．日本小児循環器学会雑誌 1995；11：763-766
16) Smets F, Bourgois A, *et al.*：Randomised revaccination with pneumococcal polysaccharide or coujugate vaccine in asplenic children previously vaccinated with polysaccharide vaccine. *Vaccine*；2007. 25：5278-5282]
17) 伊藤祐史，原　紳也，他：肺炎球菌結合型ワクチン1回接種後に発症した肺炎球菌髄膜炎の12か月男児例．日児誌 2012；116：1108-1111

motic fragility, and autohemolysis. *J Pediatr* 1990；117：409-416

## Study 10　自験の免疫不全症での脾臓摘出

　血小板減少をきたす X 連鎖血小板減少症（X linked thrombocytopenia：XLT）や Wiskott-Aldrich 症候群（Wiskott-Aldrich syndrome：WAS）などの免疫不全症での脾摘を紹介する．

　2 歳男児の X 連鎖血小板減少症例では初期慢性特発性血小板減少性紫斑病（ITP）と考えられ，各種薬剤による治療で血小板数の回復がなく出血症状が強く 4 歳時に脾摘が施行された．脾摘後は血小板数は 10 ～ 12×10$^4$/μL まで回復したが，1 年後にペニシリンにて肺炎球菌感染症の予防を行っていたにもかかわらず肺炎球菌による敗血症を併発し，またその 1 年後に肺炎球菌性髄膜炎を併発した．その後タンパク尿と血尿があり血清 IgA と IgE が上昇し，10 年後に腎生検の結果 IgA 腎症と診断された．

　この時点の血清 IgA 447 ng/μL，IgE 536 IU/mL と上昇，IgM 39 ng/dL と低下，末梢血 T 細胞比率（CD3 陽性細胞で 42.4%，CD4 陽性細胞 29.2% で低下，CD8 陽性細胞 14.4 % で低下），その後腎機能低下が徐々に進行し 15 歳時に WASP（Wiskott-Aldrich syndrome protein）が減少，*WASP* 遺伝子の cDNA mutation があり X 連鎖血小板減少症のクラスⅣであった．Wiskott-Aldrich 症候群に至ったと考えられ，脾摘により血小板は軽度回復したものの脾臓に存在した B1 細胞が脾摘により喪失し重症肺炎球菌感染症となった可能性もあるが，本疾患は免疫不全症であったため CD40 欠損の T 細胞の欠陥があり，肺炎球菌などの莢膜多糖体を産生できず脾摘が施行されなくても，肺炎球菌感染症を併発する可能性もあったと考えられた．ITP などの自己免疫疾患と WAS などの免疫不全症との疾患の相違による脾摘後の血小板の回復や重症肺炎球菌感染症の併発には差があることがうかがえる．

　一方免疫異常症として ALPS（Autoimmune lymphoproliferative syndrome）での血小板減少に対して腫大した脾摘を行った後に腎機能の悪化を伴った症例も経験した．

　14 歳男児．末梢血白血球数は 2,200/μL，Hb 値 10.5 g/dL と減少，血小板数も 5.8×10$^4$/μL と減少．骨髄像は大型の幼若リンパ球や単球系細胞が多く，巨核球は減少．脾臓は著しく腫大し臍の高さまでに至ってきたので脾臓で白血球，血小板，赤血球が貪食，破壊されたものと考え，また脾臓腫大による肺への圧迫による呼吸障害をきたしてきたので脾摘を行った．しかし脾摘後，腎機能が低下してきた．

　以上の症例の経験などから脾臓の存在する意義について次の①～④の考察を行った．
①脾臓は特殊な免疫担当細胞が貯留されている臓器である．脾臓内のリンパ球について Haas の報告からも B1 細胞をはじめ，肺炎球菌などの莢膜多糖体など T1 抗原系に対する免疫担当 B 細胞が多く含有していることがわかった．脾摘では，これらの細胞が失われるので肺炎球菌による感染が重症化しやすいことがうなずける．しかし一般的に 5 歳以降ではこれらの感染症が少ないということは B1 細胞，T1 細胞系に対する免疫担当細胞が脾臓以外の組織で十分に産生しているものと考えられる[1, 2]．
②免疫複合体などの処理の場となっている．紹介した自験 2 例（免疫不全症例：X 連鎖血小板減少症 → Wiskott-Aldrich 症候群と ALP 例）から脾摘後に腎機能が低下していることを推察すると自己免疫疾患としての腎障害では免疫複合体が腎臓に沈着することが腎組織病理所見で知られており，これらの免疫複合体の一部は脾臓内のマクロファージ等での処理が行われている可能性があると考えられる．
③老化細胞等の処理を行っている老化したガラクトースが表出した細胞を，脾臓中のガラクトースレセプターを有するマクロファージ等が貪食，破壊するので一種の老化細胞処理の機能も担っているものと考えられる．無脾の状態では処理の場が肝臓の Kupper 細胞やほかのリンパ節のマクロファージ系の細胞に移行するものと思われる（図 S10-1）．
④脾内免疫細胞は他のリンパ節にある免疫細胞と同程度の能力と考えられ，無脾症や免疫不全を合併している疾患では，肺炎球菌ワクチンを投与しても脾臓の有無に関係なく OPIS（脾臓摘出後の感染症）が発

症することがある．よって免疫不全症以外の疾患ではワクチン接種で抗体産生ができるので脾摘後でもほかの脾臓以外のリンパ組織で抗体産生がなされるので OPIS は予防できる．

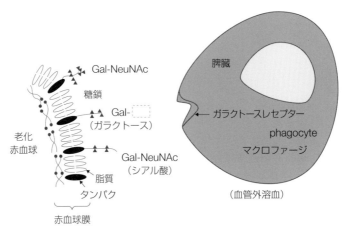

図 S10-1　老化細胞等の処理

■文　献

1) Blackwell TK, Alt FW：Mechanism and developmental program of immunoglobulin gene rearrangement in mammals. *Annu Rev Genet* 1989；23：605-603

2) Haas KM, Poe JC,*et al.*：B-1a and B-1 b cells exhibit distinct developmental requirements and have unique functional roles in innate and adaptive immunity to S.pneumoniae *Immunity* 2005；23：7-18

# 2 脾臓摘出以外の一般的治療法と特殊治療法とその展望

　高度貧血に対しての輸血療法は，その問題点と適合血の選択法について，自己免疫性溶血性貧血や発作性寒冷ヘモグロビン尿症の項（第Ⅱ章-2 ⓐ）で述べた.

　本項では，脾摘以外の一般的治療法と特殊治療法について述べる（表1）.

　輸血が頻回の症例では鉄過剰状態となった場合は鉄過剰治療薬が必要となる. ヒトパルボウィルスB19（HPVB19）感染症は一般的にもよくみられる感染症であるが，遺伝性球状赤血球症をはじめ，ほかの先天性溶血性貧血例でも無造血発作をおこすことがしばしばみられるので，そのワクチンの開発が望まれる. アメリカではそのワクチン接種が行われており，わが国での応用が望まれる.

　現在，種々の難治性疾患で，特に血友病BではCRISPR/CAS 9などを使用した遺伝子編集技術を用いて，アメリカと中国で数例の患者に行われてお

り，その治療成績の向上も報告されている.

　本項での溶血性貧血例では脾摘後も血管内外での溶血が続く不安定ヘモグロビン症，さらに重大合併症を伴う鎌状赤血球症，さらには遺伝性球状赤血球症でも重症貧血が伴う ankyrin 遺伝子変異のある症例には，遺伝子変異部位での編集が可能となれば先述した方法を用いた治療が行われることも予想される.

　これら遺伝的異常をもつ種々の溶血性貧血でも，近い将来には遺伝子編集での治療が開始されるものと思われる. アメリカのサンガモ研究所では，これまでに本書での溶血性貧血として記載した鎌状赤血球症やβサラセミアなどの遺伝性血液疾患に対して，「生体外」の治療として患者骨髄から血液幹細胞を取り出し，これをゲノム編集で正常な幹細胞に治したのちに患者の体内に戻す方法で行っている.

　または，「生体内」の治療には全身型と標的型が

**表1　一般的治療法と特殊治療法**

| | | |
|---|---|---|
| 経口薬 | 遺伝性球状赤血球症 | 葉酸 |
| | サラセミア重症例<br>（輸血頻回例） | 除鉄薬 |
| | 自己免疫性溶血性貧血 | ステロイド<br>免疫抑制薬 |
| | メトヘモグロビン血症 | ビタミンC<br>リボフラビン |
| | 鎌状赤血球症 | hydroxyurea（HU） |
| 輸注 | 溶血が高度時のG6PD異常症 | ハプトグロビン輸注 |
| | 溶血が高度時のメトヘモグロビン血症 | メチレンブルー（経静脈）<br>ビタミンC |
| 血漿交換 | wilson病の溶血発作時 | |
| 新薬<br>（分子標的薬） | PNHに対する抗補体として | エクリズマブ |
| | TTPに対する抗補体として | リツキシマブ |
| | ピルビン酸キナーゼ欠損症の抗補体として | AG-348 |
| | 寒冷凝集素症の抗補体として | スチムリマブ |
| 遺伝子治療<br>（遺伝子編集技術も含む） | 重症サラセミア<br>重症鎌状赤血球症，血友病Bなど | |

あるが，これらは Cas9 タンパクとガイド RNA をコードする治療用遺伝子を組み込みやすくするベクターウイルスを利用し，上腕や標的臓器に直接注射する方法である．最近血友病 B の患者で，これらの方法での治療が行われ 1 年以上の血中凝固因子活性が数十パーセントも持続しているとの 2017 年アメリカ血液学会（ASH）での報告がある．遺伝子変異の場所が特定されれば，この技術を応用し重症型の遺伝性球状赤血球症や重症型サラセミア，異常ヘモグロビン症や，脾摘によっても溶血や貧血が残る不安定ヘモグロビン症でも治療が可能となると予想される．

# おわりに

　溶血性貧血は小児血液疾患では比較的稀な疾患と考えられていますが，技術の進歩により病態の解明がなされてきていることも事実です．頻度の高い遺伝性球状赤血球症では，スクリーニング検査としてのEMA染色が広く利用されていますが，遺伝子検査も応用され，膜タンパク質異常の部位が解明されつつあります．しかし一方，各施設で遺伝子検査を導入することは容易ではありません．その診断費用は莫大であるため，今後の解決すべき重要な課題とも考えられます．遺伝子技術操作による治療薬の開発は，これら遺伝子検査の結果によるところが大きいことも事実であるので，遺伝子解析はますます重要な技術となっていることが痛感されます．

謝辞

　稿を終わるにあたり本研究に御協力賜りました，諸先生方に深謝いたします．

　東京電機大学理工学部 田中眞人教授，川島洋明先生，杉山優介大学院生，大津景子大学院生の先生方には生化学的分析諸法について多大なるご協力を賜りました．

　埼玉医科大学小児科 石井佐織先生，山崎太郎先生，埼玉医科大学総合医療センター小児科 森脇浩一先生，日本医科大学小児科 前田美穂先生，聖隷浜松病院小児科 松林正先生，防衛医科大学校小児科 川口裕之先生，土屋小児病院(現)・茨城大学 子川和宏先生，越谷市立病院小児科 木下恵司先生，ハロークリニック 小出博義先生，東京臨海病院小児科 新妻隆広先生には，症例のご紹介など賜り深謝いたします．

　また，赤血球膜電気泳動，質量解析などご協力頂いた四年次学生諸氏に深謝いたします．

　赤血球膜遺伝子検索を賜った東京女子医科大学 菅野仁先生，ヘモグロビン異常症の遺伝子検索を賜った元川崎医科大学生化学 故原田昭雄先生，川崎医療福祉大学 原野恵子先生に深謝いたします．

# 索引

## 和文

## ■ 著 者 紹 介

◉ 著者略歴

山形県酒田市出身

1973 年　東邦大学医学部卒業　同小児科学教室研修医

1974 年　東邦大学医学部小児科学教室　助手

1975 年　埼玉医科大学小児科　助手，講師，助教授および同中央輸血部室長

1980 年　米国マサチューセッツ大学医学部免疫薬理学教室　Assistant professor

2003 年　埼玉医科大学小児科　教授

2004 年　渋谷こどもクリニック開設

2010 年　東京電機大学理工学部生命理工学系　客員教授

2012 年　埼玉医科大学小児科　客員教授

◉ 学術活動

日本小児科学会専門医

日本血液学会専門医，指導医

日本輸血・細胞治療学会特別会員

◉ 受賞歴

1995 年度日本小児血液学会（大谷賞）受賞

しょうに ようけつせいひんけつ　　りんしょう　けんさ ぎじゅつ
# 小児溶血性貧血の臨床と検査技術　　ISBN978-4-7878-2451-6

2020 年 1 月 20 日　初版第 1 刷発行

| | | |
|---|---|---|
| 著　　　者 | しぶや あつし<br>渋谷　温 | |
| 発　行　者 | 藤実彰一 | |
| 発　行　所 | 株式会社　診断と治療社 | |

〒 100-0014　東京都千代田区永田町 2-14-2　山王グランドビル 4 階

TEL：03-3580-2750(編集)　03-3580-2770(営業)

FAX：03-3580-2776

E-mail：hen@shindan.co.jp(編集)

　　　　 eigyobu@shindan.co.jp(営業)

URL：http://www.shindan.co.jp/

カバーデザイン　株式会社クリエイティブセンター広研

印刷・製本　広研印刷 株式会社

©Atsushi SHIBUYA, 2020. Printed in Japan.　　　　　　　[検印省略]
乱丁・落丁の場合はお取り替えいたします.